SEP 现代服务业人员就业能力提升项目系列教材
中国家庭服务业"百企百编"就业能力培训系列丛书
中国家庭服务业中小企业自主培训教材

催乳师培训教材

母乳喂养指导实训教程

陈帖　主编

CAC 教育机构产品研发中心　监制

U0241389

北京·旅游教育出版社

中国家庭服务业"百企百编"就业能力培训系列丛书
SEP 现代服务业人员就业能力提升项目系列教材编委会

主编：陈帖

全国职工岗位创新（家政类）技能竞赛专家
中国母婴生活护理服务专委会副主任

监制：
CAC 教育机构产品研发中心

执笔编委会成员：

陈秋林　朱海艳　陈　雨　费登峰　李洪义　陈兆田　吴玉萍　吴莉歌
迟恒辉　刘　震　刘　会　王引辉　王　珉　张　丽　景　宇　陈　雪

"百企百编" 编委会成员（排名不分先后）：

陈秋林　　　大连好月嫂家庭服务有限公司
夏　君　　　上海爱君家庭服务有限公司
官兰秀　　　福州树人家政服务有限公司
李红梅　　　昆明天使宝贝母婴护理服务有限公司
左　翼　　　北京无忧草科技发展有限公司
罗　姿　　　衢州半边天家政服务有限公司
张海龙　　　兰州好月嫂家政服务有限责任公司
王敬梅　　　涿州爱乐康家庭服务有限公司
李荣娟　　　广西桂林康贝家庭服务有限公司
迟恒辉　　　大连点赞生活护理服务有限公司
武　正　　　山西好家政有限公司
楼欣宇　　　浙江诸暨彩虹之家家政服务有限公司
解　君　　　大同市我帮你家政服务有限公司
郑　红　　　兰州金月嫂家庭服务有限公司
杨采微　　　杭州俪宸母婴护理月子会所
张先民　　　清华大学老科协现代家政产业研究发展中心

吴　莹	吉林农业大学家政学系
向淑媛	湘西流派小儿推拿传人、中医执业医师
姜艳凤	沈阳娘子军家政服务有限公司
曹　江	光彩养老事业促进中心
周绍俊	贵州冰清玉洁家庭服务产业管理有限公司
国小平	张家口宣化区国馨家政服务职业培训学校
白延飞	上海功新实业有限公司
卢春娇	广东省韶关市一心家政服务有限公司
周　芳	哈尔滨行大职业培训学校
肖哲文	北京好孕妈妈教育咨询有限公司
王成军	北京军雪广源家政服务有限公司
武建萍	山西好月嫂家庭服务有限公司
王　辉	北京韵味妈妈教育咨询有限公司
宋卫玲	漯河好月嫂家庭服务有限公司
龚慧敏	北京浩思麦信息技术有限公司（有福妈妈）
焦爱林	广州千源家庭服务有限公司
郭秀华	厦门齐邦家政服务有限公司
徐海燕	徐州中铭世家家庭服务有限公司
杨玉娇	瑞金市红杜鹃家政服务有限公司
孙培波	烟台市朝阳家政服务有限公司
李叙闻	北京阿姨汇科技服务有限公司
金　璎	北京金秀母婴之家家政服务中心
王国强	北京古经堂健康管理有限公司
王科超	宁波高新区小花伞母婴护理有限公司
周华新	杭州小纽扣健康管理有限公司
冯晓清	北京宝宝维嘉咨询服务有限公司
谢兴梅	北京万邦家政服务有限公司
沈　钢	北京幸福同程家政服务有限公司
王慧楠	北京七彩乐居家政服务有限公司
刘雪樱	河源市百家旺职业培训学校
丁一兵	北京诗安美业国际商贸有限公司
刘时华	永州市冷水滩好帮手家庭服务有限公司
刘学丰	北京光辉家政服务中心
陈　洁	北京优贝优聪家政服务有限公司

张松青　　杭州佳境优贝家政服务有限公司
孙亚梅　　天津爱婴宝贝科技发展有限公司
孙小纹　　北京依娃投资管理有限公司
何景峰　　徐州中青家庭服务有限公司
吴思尚　　龙岩市好月嫂家政服务公司
朱　波　　北京金童宝贝教育咨询有限公司
王吉容　　北京幸福家健康管理有限公司
谢衷绣　　武汉市帮帮家政服务有限公司
李冬梅　　乌兰浩特市兴安家政职业培训学校
张武鹏　　广州爱妈妈教育信息咨询有限公司
原　华　　丹东好月嫂大爱家政服务有限公司
钮小军　　广州市优童教育信息咨询有限公司
张灵琍　　南京新雅慧职业培训学校
朱世珍　　南京金鉴堂医疗技术研究院
赵春娟　　前程锦绣（北京）管理咨询有限公司
张玉霞　　石家庄市嫂子家园职业培训学校
周绍凯　　北京市西城区爱侬职业技能培训学校
刘志飞　　蒲公英（北京）家政服务有限公司
李涵林　　北京维骐迅腾投资管理有限公司
魏慧梅　　商丘中青职业培训学校
金庆芬　　金月时代（北京）家政服务有限公司
张文杰　　舞钢市卫生学校
田春雷　　北京盛世乐嘉家政服务有限公司
翟海兰　　肥城友邦人力资源服务有限公司（金航母婴）
刘桂梅　　冀城县好月嫂家政服务
郑丽君　　合肥康乃馨母婴护理健康咨询有限公司
张帅北　　京市昌平区华誉职业技能培训学校
郭振峰　　杭州高玖企业管理有限公司
华　新　　上海升华家政服务有限公司
王玉眉　　山联众职业技能学校
翟轩逸　　杭州喜爱宝健康管理有限公司
谈铧镁　　黔南匀妹子家政服务有限公司
田文龙　　鞍山易云生活服务有限公司
郭　英　　辽阳管婆家政服务有限公司

肖晶敏	驻马店好月嫂家政服务有限公司
汪从刚	达州市现代家政服务有限公司
范为华	张家口市好月嫂家政服务中心
安巧文	天水好月嫂家政服务有限责任公司
张雅荣	太原雅荣好月嫂家政服务有限公司
王秀梅	西安好月嫂家庭服务有限公司
谢 晶	长春希安职业培训学校
董志惠	唐山志惠家政服务有限公司
李延华	沈阳三姐家政服务有限公司
赵显斌	大石桥家家乐家庭服务有限公司
张玉红	阜新宏远家政服务有限公司
李连波	沈阳互邦家政服务有限公司
李 伟	新疆伊犁维康母婴营养健康会所
孙继星	贵阳黔诚娇子家政服务有限公司
徐静汶	河南濮阳好月嫂家政有限公司
滑 伟	云南日臻养老信息服务有限公司
陈道影	邦妮科技（北京）有限公司太原分公司
郑建兴	福州建兴家政服务有限公司
周月玲	新疆月玲家庭服务有限公司
陈佑艳	西安朵拉家庭服务有限公司
李爱萍	大连圣恩家政服务有限公司
张晓群	辽阳新风采家政连锁中心有限公司
张永胜	烟台市母婴协会
李文华	秦皇岛市海港区晨昕好月嫂家政服务有限公司
张 珂	鹤壁市淇河家政有限公司
张亚娣	黑龙江大庆市手拉手家政
王 博	锦州好月嫂家庭服务有限公司
张淑娟	西安满天星家庭服务有限公司
刘 燕	西安新城区金月嫂家政服务有限公司
王 丽	沈阳市爱翼家庭服务有限公司
姜建新	朝阳怡和家庭服务有限公司
孙亚军	运城好月嫂家政服务有限公司
杜凤林	凤凰奥美（北京）品牌咨询有限公司
赵艳军	光彩服务产业集团

尚素萍	洛阳市西工区中华好月嫂家政服务中心
赵爱平	太原市迎泽区好月嫂家政
肖　丽	抚顺亿婴职业学校
孔　华	大连金州新区光明好月嫂家政服务中心
刘玉静	洛阳雨菡母婴服务中心
张西梅	西安和万家家政服务有限公司
邓小荣	深圳市我帮您母婴护理公司
许秀芳	山东省淄博市周村温馨家政服务部
刘翡翠	山西博爱家政服务有限公司
毕素英	沧州好月嫂家政服务有限公司
张桂琴	郑州市家家乐母婴月子护理中心
程卫东	深圳市前程管家咨询管理有限公司
吕玉萍	赣州康雅家政服务有限公司
孙晓耕	北京吉瑞兴民商贸有限公司
章荣花	南京家谐职业培训学校
裴　静	山西翼城好月嫂家政服务有限公司
王　萍	烟台莱山紫桢国际职业培训学校
鞠　森	大连好月嫂家庭服务有限公司
曹　阳	深圳市金麦田软件有限公司
王丽红	普兰店市红姐好月嫂家政服务中心
李爱红	太原市贝亲好家政服务有限公司
杜翊乐	襄阳三欣家政有限公司
林丽霞	厦门孕育年华家政服务有限公司
何冬梅	齐齐哈尔市龙妹家庭服务有限公司
刘　霞	临沂胜亲老龄产业投资集团
廖建宏	郴州市真诚职业培训学校
余有分	友乾（湖南）投资管理有限公司
文德顺	遵义好月嫂家庭服务有限公司
梁莲娣	海南家美乐家庭服务管理有限公司
陈　荣	西藏好帮手物业家政服务有限公司
王鹏崴	四川爱君宝玛家政有限公司
周　旻	广州市正祥和家政服务有限公司
郭新华	武汉友缘家政服务有限公司
沈章坪	贵阳好月嫂家庭服务有限公司

王旭东	铁岭经济开发区环美劳动服务有限公司
谭英莉	大连好月嫂家庭服务有限公司
方 洪	乐山市妈咪爱婴家庭服务有限公司
唐嘉甜	晋中好月嫂家庭服务有限公司
姚大庆	武汉平凡新家政服务有限责任公司
张传芬	山东起跑线母婴教育科技有限公司
姚永利	哈尔滨报达家政职业培训学校
王勇刚	成都力业家政服务有限公司
李彩风	太原好月嫂家政服务有限公司
卢金桥	北京澳中西红柿国际母婴中心
李丽萍	成都好月嫂家庭服务有限公司
牛 燕	沈阳云到家科技有限公司
王慧平	长治市好月嫂家政服务有限公司
崔云霞	郑州娘家人月子服务中心
姜玉玲	太原好月嫂五一广场店
鲍琴芬	江苏省张家港市澳洋医院
辛 兵	盘锦好姐妹家政服务有限公司
陆卫民	营口三为生活服务有限公司
张宝兰	太原好月嫂新建路店
郎永汉	武汉帮帮家政服务有限公司
陈 欣	山东泰安市泰山大姐家政服务职业培训学校
庞 阅	南宁好月嫂家庭服务有限公司
毛雪芬	深圳市圣安教育投资有限公司
张路军	我爱我妻（北京）家政服务有限公司
宋 平	北京北方华宸中医研究院
周 菊	保定市爱邦女子家政服务有限公司
刘 会	艾登宝贝国际教育科技（北京）有限公司（京一）
张 帅	北京市昌平区华誉职业技能培训学校（三八家政）
林金萍	张掖市甘州区好月嫂服务部
安清涛	北京市大兴区弘德职业技能培训学校
张 静	北京志友联创科技有限公司
张 卫	海安县康乐婴幼儿教育培训中心
王文静	家和（北京）科技有限公司
杨林林	天津聚婴宝教育信息咨询有限公司

谢　冰　　　贺州市康之桥家政护理有限公司
常海霞　　　邯郸市光彩家政职业培训学校
杨千惠　　　石家庄市长安千惠家政服务部
李万玲　　　北京佳和誉泰家政服务有限公司
薛忠平　　　霍州好月嫂家政服务有限公司
杨小凤　　　北京弘一利华信息咨询有限公司
王　娜　　　大连市开发区好月嫂服务公司
马志勇　　　淄博大家园千喜家政服务公司
李传玉　　　重庆好月嫂家政服务中心
姜延麟　　　大连好阿姨家政服务有限公司
程彩虹　　　青岛彩虹家政服务有限公司
刘翠凤　　　大连市金州区金华好月嫂服务公司
卜慧影　　　上海慧云家政服务站
徐海瑛　　　上海好月嫂家庭服务有限公司
陈光俤　　　福州博爱家政服务有限公司
兰　红　　　黔西好月嫂家庭服务有限公司
陈先莉　　　宝鸡明乐母婴服务有限责任公司
赵光绪　　　成都川妹子家政培训学校
宋　瑞　　　四川川妹子家政有限公司
李云峰　　　陕西天天家庭服务有限公司
罗华玉　　　福州市鼓楼区好生活家政服务有限公司
郑国强　　　成都爱尔家清洁有限公司
曹玉杰　　　秦皇岛公益家政服务有限公司
金　超　　　盘锦三替巾帼家政服务有限公司
曹玉红　　　河北省家政服务网络管理中心
何惠娟　　　广东省佛山市金领伟业家政服务有限公司
刘爱荣　　　青岛市爱心大姐服务社
胡艺华　　　湖南女子学院家政研究所
刘根梅　　　临汾好月嫂家庭服务有限公司
江奕锋　　　福建冠捷家政服务有限公司
钮小军　　　广州市优童教育信息咨询有限公司

前 言

我们目前处在"互联网＋"时代，面对新消费群体的崛起，家庭服务企业要尽快完成服务的升级和转型，快速便捷、上门到家成为服务的重中之重。"互联网＋"与"到家"是两个核心关键词，"＋"很容易，很多跨界的商品、概念都会叠加进来，"＋"是复合型便利，"互联网＋家"如同加油，家庭服务需求中的各种家政服务＋电商购物服务＋餐饮便利服务＋娱乐休闲服务＋旅游运动服务……加的不是一两个单品，而是通过多元集成，增加多品类、多品种获得更多的客户黏性，打通上下游，完成全品类营销，进而极大释放"互联网＋家"的"有限空间，无限可能"。就家庭服务中的母婴服务（也就是通常所说的"月嫂"）而言，已不是单纯完成某种单一母婴生活护理服务，服务者需成为集母婴护理师、育婴师、催乳师、小儿推拿师等为一身的专业技能，并且要通晓母婴健康产品、保健用品乃至食材、营养膳食等诸多功能集为一体的复合型职业人才。"家"生活的社区服务是有待挖掘的蓝海市场，去中心化、社区化、碎片化、智能化、宅生活的家庭化消费是未来生活服务的主体。

"互联网＋家"促使家庭服务的丰富化与多样化，受众人群的广泛性、消费的便利性都成为未来新消费群体完成"互联网＋家"这一主体社区服务，成为现在乃至未来最新消费渠道。据统计：社区商业服务所占社会消费品零售总额在发达国家可达 60％左右，而在我国即便是一线城市，这一比例也仅为 1/3，加快发展社区家庭服务，是满足居民消费、改变城市面貌、扩大劳动就业，提升城市商业现代化和综合竞争力的迫切要求，是构建社会主义和谐社会和全面实现中国梦的有效途径，同时也是各级政府为民谋利益、办实事的切实体现，可谓一项双赢的民心工程。根据这一需求，就要求加快提升、提速我国家庭服务业的发展水平，家庭服务业的快速发展其有效途径是建立一批职业化、规模化及专业化的家庭服务业企业，而家庭企业服务社会的核心基础在于家政服务员，在于拥有一批经过职业技能培训和专项技术培训的家庭服务从业者。

根据《中华人民共和国劳动法》和《中华人民共和国职业教育法》的规定，

大量的、尤其是遍布全国各地的中小型家庭服务企业急需一套满足现代化市场需求，有别于大中专教材，能对一般文化的劳动者开展职业技能培训的专项技术培训教材。

中国家庭服务业"百企百编"就业能力培训与SEP现代服务业人员就业能力提升项目培训系列丛书正是在"互联网＋家"的时代背景下孕育而生的。

中华好月嫂家政服务品牌集18年行业服务培训经验，汇集全国百家企业，共同编辑出版这套针对全国中小型家庭服务企业、教育培训机构的家庭服务系列培训丛书（母婴类，养老类，病患类，保洁类），其中，母婴生活护理类服务培训教学丛书包括母婴护理师、催乳师、育婴师、保健按摩——小儿推拿师等培训教材。

《礼记·大学》有曰："格物致知"，按《现代汉语词典》解释为：推究事物的原理法则而总结为理性知识。这让我想到"百企百编"是一个了不起的创新和尝试，其意义在于让培训摆脱了空洞的理论教条，回归于一线实践。这些来自全国不同省份城市的百家编委企业均为本省市家庭服务行业的龙头企业，全国百强千户企业或市级以上家庭服务行业协会副会长以上单位，入选的企业编委均有国家级培训师资资质。

"百企百编"编委会企业跨越度大、区域性广，具有包容性、持续性和实战能量。执笔作者根据不同省份城市一线企业编委培训师的讨论意见，进行有效的汇总，力争能够真正使家政企业满足客户需求，在理论上寻求突破，在实践中解决落地，并使之具备前瞻性，全面完成面向服务员成长空间的培训，期待来自全国各地的百企百名一线培训师勇于挑战，勇于创新，感恩你们的共同参与，大爱无疆！

大众创业，万众创新，正激荡着中国大地！这是一个青春搏击，唱响中国梦的时代。李克强总理说："个人和企业要勇于创业和创新，全社会要厚植创业创新文化，让人们在创造财富的过程中，更好地实现精神追求和价值。"家庭是社会的细胞，在"互联网＋"时代，以家为单位的载体充当着重要的社会消费经济体和文化交流角色。引用北宋著名教育家张载所言："为天地立心，为生民立命"，与全国家庭服务业同仁共勉。

从书编委会

CAC教育机构产品研发中心

目 录

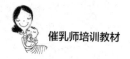

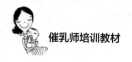

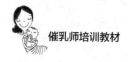

第一章　中医基础知识

脏腑是化生气、血、津液，促进新陈代谢，维持人体功能活动的主要器官。五脏主要生理功能是生化和储藏精、气、血、津液和神，故又名"五神脏"。

【本章学习内容】

1. 了解五脏六腑的功能。

2. 了解五脏间生理功能的内在联系。

3. 了解五脏的功能特点与五行的特性关系。

4. 熟知脏腑间的病理变化及五行。

5. 熟知气、血、津液与乳汁分泌的关系。

第一节　五脏六腑的功能

精、气、神是人体生命活动的根本，所以五脏在人体生命中起着重要作用。五脏包括肝、心、脾、肺、肾。六腑是主食物的受纳、消化、吸收、传导和排泄的，是泻而不藏、以通为用的。六腑包括胆、小肠、胃、大肠、膀胱、三焦（图1-1）。

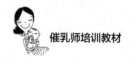

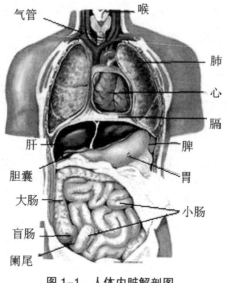

图1-1　人体内脏解剖图

一、五脏

中医学认为人体是以五脏为中心的有机整体，内在脏腑的生理病理变化，可以通过系统内的其他形体、官窍的变化反映出来，同时也可以根据外在的形体、官窍的异常表现来推测内脏的病理变化。

（一）肝（图1-2）

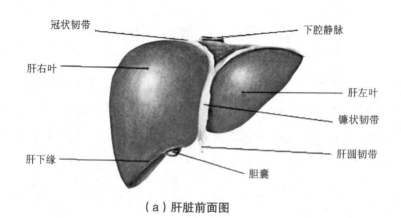

（a）肝脏前面图

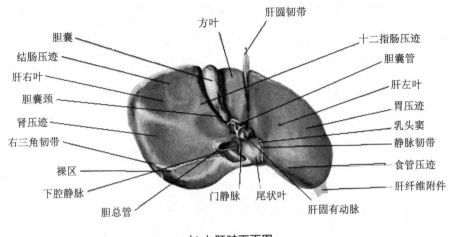

（b）肝脏下面图

图1-2 肝

1. 肝主藏血

肝有储藏血液和调节血流量的作用。人体各部分所需要的血量，是随其不同的生理情况而改变着的。人在休息和睡眠时，机体的血液需要量减少，多余血液即归藏于肝。产妇充足的睡眠，有助于血液归藏于肝，对乳少的产妇有积极促进作用。人体活动时血液需要量增加，肝脏即调节供给。所以唐代王冰说："肝血，心行之，人动则血运于诸经，人静则血归于肝脏"。由于肝脏对血液有储藏和调节作用，故机体各部分的生理活动，都与肝有密切关系。当肝藏血功能障碍时，产妇由于肝的藏血量不足而引起的乳少、头晕、视物模糊、肢麻、筋挛等症；或因肝不藏血而导致的出血倾向，如咯血、呕血、恶露过多等。

2. 肝主疏泄

疏泄有疏通、畅达的意思。肝主疏泄，是指肝气有舒展、升发的生理特性，关系着全身气机的调节。肝性喜畅达而恶抑郁，肝发挥疏泄功能，使气机调达、精神舒畅，而人的精神情志舒畅，又有助于肝的疏泄功能的发挥，使气血流通。若肝失疏泄，就易引起情志等方面异常。属于肝气郁结、气机不畅的，可见情志不舒、心情抑郁、两胁胀痛等症状；属于肝气偏亢、升泄太过的，称之为"肝阳

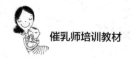

上亢"，可见性情急躁易怒、面目发红、头晕耳鸣等症状。这是肝脏功能对精神情志活动的影响。另一方面，外界的精神刺激，尤其是过度抑郁，又易导致肝的疏泄失常，而出现肝气郁结、气机不调等。此外，妇女月经的正常与否与肝疏泄功能也很密切。肝气畅达，则月经通调，周期、经量正常。如肝失疏泄，气机郁结，可发生月经不调，见经行先后无定期，经量或多或少，小腹胀痛，胸闷胁痛等症状。可见，肝主疏泄的功能对产妇乳汁分泌量的影响很大。

3．开窍于目

开窍是指内脏与体表五官九窍的特定联系。眼为视觉器官，肝的经脉与目相联系。目之所以产生视觉功能，是来源于肝经气血的濡养，因此它直接反映肝的功能状况。若肝的阴血不足，就会产生两目干涩、视物模糊或夜盲症状；肝火上炎，可见目赤肿痛；肝风内动，可见目睛上吊、目斜视等症状。

（二）心（图1-3）

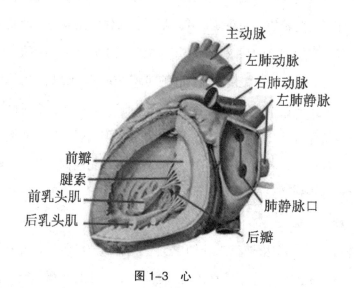

图1-3　心

1．心主血脉

血有濡养周身的作用，脉为血液运行的通路。心主血脉，是指心有推动血液在脉管内运行，以营养全身的功能。正如《素问·五脏生成篇》所说："诸血者，皆属于心。"所以血液循环的原动力在心脏，这是心气作用的体现。而心行使这部分功能又要依靠心血的供养，两者密切相关，互相依存。如果心血衰少，血脉空虚，就会影响到心主血脉的功能。因此，心气旺盛，心血充盈，血运正常，则脉搏匀称，和缓有力，面色红润光泽。

由于面部的血脉较为丰富，所以面部色泽变化可以部分地反映心脏功能正常与否；同时，心功能强弱直接影响到血液的运行，因而可在脉搏、面色上表现出来。如心气不足，心血亏虚，则面色苍白无华，脉搏细弱无力；心气虚衰，血行不畅，导致心血瘀阻，可见面色暗灰或青紫，脉搏节律不整等。

2．心主神志

神志是指人的精神意识和思维活动。中医认为心对神志起主宰作用，心的这一功能正常，就表现为神志清晰，对外界信息的反应灵敏。如果心有病变，就可出现心悸、心烦、失眠、多梦等"心神不宁"的症状；严重时可有痴呆、谵妄、神志不清、昏迷等"心神失常"的症状。

正因为心主血脉，向全身供给所需之血液，以维持正常功能，同时又主神志，为精神思维活动之中枢，所以心在内脏中居于主导和支配的地位，能协调整个人体各组织器官的生理活动，故而称心为"君主之官"。若心的功能失常，其他脏腑功能活动也会发生紊乱，甚至危及生命。

3．开窍于舌

心与舌在经络上是脉络相通的。心的气血上荣于舌，以维持味觉和表达语言等生理功能。所以心的功能正常与否，常可从舌上反映出来。正常人的舌质淡红润泽，舌体柔软灵活，味觉灵敏，语言流利。如果心血不足，则舌质淡白；心火上炎，舌尖红或舌体糜烂；心血瘀阻，舌质紫暗。心若发生严重病变，如热邪扰心或痰迷心窍，影响心神，可出现舌强、语塞等。

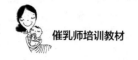
（三）脾（图1-4）

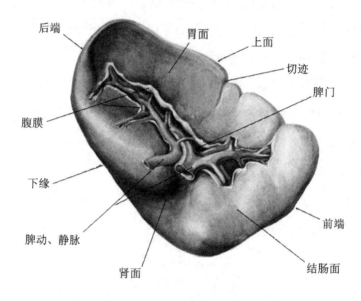

图1-4　脾（脏面）

1. 脾主运化

运化是消化和运输的意思。脾主运化具有消化吸收和运输营养物质的生理功能，包括运化水谷精微和运化水液两个方面。食物由胃受纳腐熟后，经脾进一步消化，吸收其中的水谷精微，再向上转输于心、肺，通过心肺的作用而布散全身，以营养周身各组织器官。脾在运化水谷精微的同时，将机体所需之水液，上输于肺敷布全身，以滋养润泽各组织器官，并把代谢后多余的水液，在肺和肾的协同作用下，下输膀胱而排出体外，以保持体内水液代谢的平衡。如果脾的运化功能不良，就会出现食欲不振、腹胀、便溏、泄泻以及营养不良等；当影响到水液的吸收和输布时，又可产生痰饮、水肿等水湿潴留。反之，湿邪盛又可以影响脾的运化功能，脾主运化水谷精微和运化水液两方面的作用，都是通过上输于肺来完成，脾主升清，就是对脾的这种生理功能特点的概括。如果脾气不升，则可引起久泄脱肛、内脏下垂等。

2．脾主统血

统是统摄、控制的意思。脾统血，是指脾有统摄血液，使其循行脉管，而不致逸出脉外的功能。这是脾气作用的一个方面。因此，脾气旺盛，则血有所统制而能正常运行；若脾气虚而不能统血，则血离脉道而出现出血的证状。因脾气是主升的，脾气不足以致气虚下陷而不能摄血，故以下部出血为多，如长期便血、妇女月经过多等，这叫做"脾不统血"或"气不摄血"。

3．脾主肌肉

肌肉的营养来源于脾消化吸收的水谷精微。因此，凡脾气健旺，运化功能正常，营养充足，则肌肉丰满壮实，四肢活动有力。反之，脾病营养不足，肌肉就消瘦、萎软，四肢倦怠无力，甚至痿废。

4．开窍于口

脾开窍于口，主要体现在食欲和口味等方面，反映了脾的功能状况。脾主运化，脾运强健，则食欲旺盛，口味正常；脾失健运，则食欲不振，口味异常，常有口淡、口腻、口甜等异常感觉。此外，唇为脾的外候，口唇色泽变化也在一定程度上反映了脾功能强弱的情况。

（四）肺（图1-5）

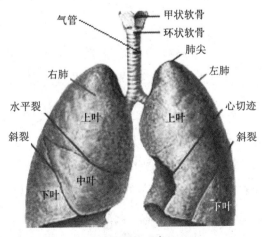

图1-5　肺

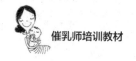

1. 主气，司呼吸

主气包括主一身之气和主呼吸之气。肺对于全身的气机有主帅作用。肺接受从脾吸收来的水谷之精气后，和肺吸入的清气结合，再经肺气的宣发作用而充养全身，以维持各组织器官的生理活动，故肺起到了主持一身之气的作用。肺主呼吸之气，是说肺行使呼吸功能，在肺内进行气体交换，吸入自然界的清气，呼出体内的浊气，吐故纳新，调节气的升降出入，以保证人体新陈代谢的正常进行。

2. 肺主宣发与肃降

肺的宣发功能正常，肺气有宣有肃，宣降结合，使气体正常出入，气道通畅，呼吸调匀。如果肺功能障碍，宣降失常，就会引起"肺气不宣""肺失肃降"的病理变化，出现咳嗽、胸闷、气喘等症状。若肺气不足，则可出现呼吸无力、气短、语声低怯、体倦乏力等气虚不足的症状。

3. 通调水道

通即疏通，乃调节之意。肺在水液代谢过程中亦起一定调节作用，称之为"通调水道"。此与肺气的宣肃作用连接在一起。由于肺气的宣散，使水液敷布到全身，以汗液的形式排出皮肤。通过肺气的肃降，使水液下输到肾脏转化为尿液再经膀胱而排出体外。如果肺失通调，就可导致水液潴留体内，发生水肿、尿少等。

4. 主皮毛

皮肤（包括汗腺、毫毛等附属器）统称皮毛，为一身之表，具有防御保护和调节体温，润泽皮毛，调节汗孔开合。如果产妇肺气虚弱，不能很好地宣散，卫气不能输津于皮毛，可出现皮毛憔悴、多汗、易于感冒等。

5. 开窍于鼻

鼻是肺脏呼吸之气出入的通道，鼻的嗅觉和通气功能主要依靠肺气的作用。正常情况下，肺气通利，则鼻道通畅，嗅觉正常。正由于鼻内联于肺，所以鼻成为邪气侵犯肺脏的道路，因而外邪袭肺，多自口鼻而入。肺的病变，也多见鼻的症状，如鼻塞、流涕、嗅觉减退；肺热壅盛时还可见鼻翼扇动等。

（五）肾（图 1-6）

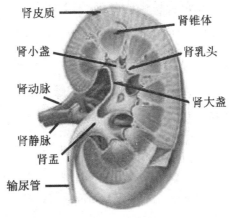

图 1-6　肾

1. 肾藏精

精是人体生命的基本物质，藏之于肾。其来源有二：一是与生俱来，禀受于父母的，为"先天之精"；二是饮食营养物质所化生，为"后天之精"，具滋养全身器官组织的作用。先天之精与后天之精是互相依存，互相促进的。精能化气，气能生精，充满生机活力。肾有推动人体生长、发育、促进性功能成熟的作用。如果肾的精气不足，就会影响到机体的生长发育，在小儿表现为生长迟缓、智力不全，成人则为早衰和生殖功能的障碍等。

2. 肾主水

肾是管理水液代谢的主要器官，对于调节和控制体内水液的输布以及废液的排泄起重要作用，故称肾为水脏。正常情况下，水液经过肾脏，其中清者存留于体内，浊者成为尿液，向下输入膀胱排出体外。其整个过程，叫做"气化"（指一系列的生化代谢过程）。上述作用是肾阳、肾气蒸腾气化的结果，对于维持体内水液代谢的平衡起着关键性的作用。因此，肾阳不足，气化失常，就会引起水液代谢失去平衡协调，可发生水肿、小便不利等症；若肾气虚弱，气不化水，可发生小便清长、尿量增多。

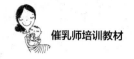

3．肾主骨，生髓、通于脑

肾藏精，精能生髓，包括脊髓和骨髓。脊髓上通于脑，以充脑髓；所以有"肾生骨髓""肾主骨"之说。因而肾精充足，则骨髓、脑髓充满，人就精力充沛，耳聪目明，骨骼坚实，动作灵巧。如果肾精不足，则脑髓不充，骨髓空虚，可出现脑转耳鸣、健忘失聪、骨弱无力，小儿囟门迟闭、智力发育不全等。另外，还有"齿为骨之余"的说法，意即牙齿松动、早期脱落，主要是肾中精气不足之故。头发的荣枯，也与肾脏的精气盛衰有关。

4．肾主纳气

肾主纳气是指肾脏具有固摄肺所吸入之气的功能。呼吸虽为肺所主，但肺吸入之气，须下纳于肾，而为一身之用。所以，正常的呼吸是由肺肾之间配合协调的结果。肾气充足，摄纳正常，则呼吸深长、调匀；肾气不足，摄纳无权，就会出现呼吸表浅，动辄气喘等，这叫做"肾不纳气"。

5．开窍于耳

肾的精气上通耳窍，耳的听觉与肾脏精气的盛衰密切相关。肾精气充沛，则听觉灵敏；如果肾的精气不足，常引起耳鸣、听力减退等。故临床上一般属于虚证的耳鸣、耳聋常责之于肾。

二、六腑

人体内胆、小肠、胃、大肠、膀胱、三焦的合称。腑，古称府，有库府的意思。六腑的主要生理功能是受纳、腐熟水谷，泌别清浊传化精微，将糟粕排出体外，而不使之存留。所以六腑以降通畅为顺，生理特点是传化物而不藏，实而不能满。

（一）胆（图1-7）

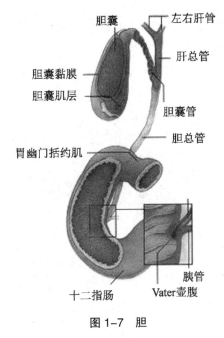

胆囊　　　　　　　左右肝管

　　　　　　　　　肝总管

胆囊黏膜

胆囊肌层

　　　　　　　　　胆囊管

　　　　　　　　　胆总管

胃幽门括约肌

　　　　　　　　　　胰管

十二指肠　　　Vater壶腹

图1-7　胆

胆附于肝之短叶，与肝相连，是呈中空的囊状器官。胆既是六腑之一，又是奇恒之府之一，其主要功能如下。

1. 储存和排泄胆汁

胆汁味苦，呈黄绿色，具有促进食物的消化吸收的作用。胆汁由肝之精气所化，储存于胆，故称胆为"中精之府""清净之府"。胆汁的排泄必须依赖于肝的疏泄功能的调节和控制。肝的疏泄功能正常，则胆汁排泄畅达，脾胃运化功能健旺。若肝气郁结，胆汁排泄不利，则影响脾胃的消化功能，可见胸胁胀满、食欲不振、或大便失调；若肝的疏泄太过，胆气上逆，则见口苦、呕吐黄绿苦水；若湿热蕴结肝胆，胆汁不循常道，外溢肌肤，则见黄疸；胆汁排泄不畅，日久则导致砂石淤积。

2. 主决断

决断属于思维的范畴。胆主决断，是指胆具有判断事物，并作出决定的作用。

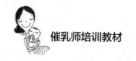

胆的这一功能对防御和消除某些精神刺激的不良影响，以维持和控制气血的正常运行，确保各脏腑之间的协调关系具有重要的作用。由于肝胆相互依附，互为表里，肝主谋虑，胆主决断，所以肝胆的相互协调，共同调节着精神思维活动的正常进行。临床上常见胆气不足之人，多易惊善恐，遇事不决等。

（二）小肠（图1-8）

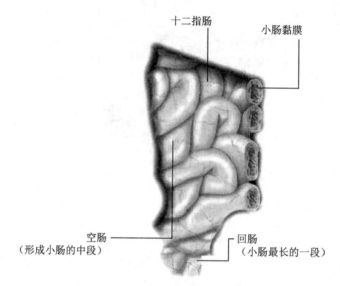

图1-8　小肠

小肠位于腹中，上端通过幽门与胃相接，下端通过阑门与大肠相连，为中空的管状器官，呈迂曲回环叠积之状。小肠是消化管中最长的一段，成人全长为5～7米。

其主要功能为

1. 主受盛、化物

受盛是接受、容纳之意。一是指小肠接受由胃初步消化的食物起到容器的作用；二是经胃初步消化的食物，须在小肠内停留一段时间，以便进一步消化吸收。化物，即消化、变化，是指小肠将初步消化的食糜，进一步消化吸收，将水谷化为精微。若小肠受盛、化物的功能失调，则可见腹胀、腹痛，或为腹泻、便溏。

2. 泌别清浊

泌，分泌；别，分别；清，指水谷精微；浊，指食物残渣。小肠主泌别清浊，指小肠对食糜作进一步消化。小肠泌别清浊的功能正常，则精微和糟粕各走其道而二便正常。若小肠泌别清浊的功能失常，清浊不分，就会出现便溏泄泻等症。

（三）胃（图1-9）

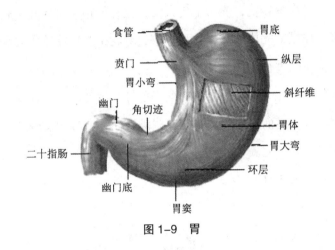

图1-9　胃

胃是消化管的扩大部分，位于膈下，上接食管，下通小肠。人体胃的容积为1000～3000毫升。胃的上口为贲门，下口为幽门。胃分上、中、下三部，即上脘、中脘、下脘。中医认为，胃内腔宽阔，受纳饮食，称"胃者，水谷气血之海也"。

胃的主要功能为

1. 主受纳、腐熟水谷。

受纳，接受和容纳；腐熟，指胃将饮食物进行初步消化变成食糜的过程。胃主受纳、腐熟水谷，是指胃能够容纳由食管下传的食物，并将食物进行初步消化，下传于小肠的功能，胃的受纳、腐熟作用为脾的运化功能提供了物质基础。因此，常把脾胃同称为"后天之本，气血生化之源"，把脾胃的功能概括为"胃气"。人体后天营养的来源与"胃气"的强弱有密切的关系，临床上常把"胃气"的强弱作为判断疾病的轻重、预后的一个重要依据，治疗上注重"保胃气"。如若胃

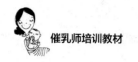

的受纳、腐熟功能失常，则胃脘胀痛、纳呆厌食、嗳气酸腐等；胃气大伤，则饮食难进，预后较差，甚则胃气败绝，生命垂危，故有"人有胃气则生，无胃气则死"之说。

2. 主通降

通降，是指胃气以通畅下降为顺。饮食物入胃，经胃的腐熟后下传小肠进一步消化吸收，清者由脾转输，浊者下传大肠，化为糟粕排出体外，整个过程是靠胃气的"通降"作用来完成的。因此，胃主通降就是指胃能够将食糜下传小肠、大肠，并排出糟粕的过程。

胃主通降就是降浊，降浊是受纳的前提条件。因此，胃失通降，不仅使食欲下降，而且因浊气上逆而发生口臭、脘腹胀满疼痛，或嗳气、呃逆、大便秘结，甚则出现恶心、呕吐等症。

（四）大肠（图1-10）

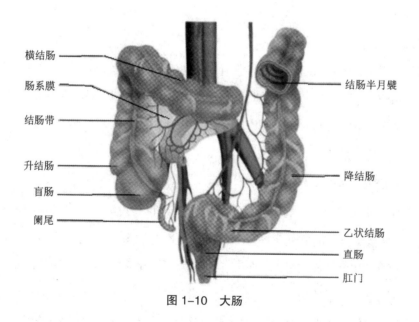

图1-10　大肠

大肠是人体消化系统的重要组成部分，为消化道的下段。成人大肠全长约1.5

米，起自回肠，包括盲肠、升结肠、横结肠、降结肠、乙状结肠和直肠六部分。

大肠的主要功能为传化糟粕。传化，即传导和变化之意。人肠接受小肠下传的食物残渣，并吸收其中多余的水分，使之形成粪便，经肛门排出体外，故称大肠为"传导之官"。大肠的传导变化作用，是胃的降浊功能的延伸，且与脾的升清、肺的宣降以及肾的气化功能密切相关。大肠传导失司，则可导致排便异常。如大肠湿热，气机阻滞，则腹痛腹泻、里急后重、下痢脓血；若大肠实热，则肠液干枯而便秘；若大肠虚寒，则水谷杂下，肠鸣泄泻。

（五）膀胱（图 1-11）

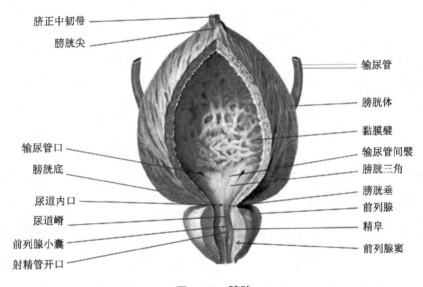

图 1-11 膀胱

膀胱是一个储尿器官。在哺乳动物中，它是由平滑肌组成的一个囊形结构，位于骨盆内，其后端开口与尿道相通。膀胱与尿道的交界处有括约肌，可以控制尿液的排出。

膀胱的生理功能是储藏和排泄尿液。在肾的作用下，体内多余的水分和废料下注入膀胱，储存到一定数量时排出体外。膀胱的这一生理过程也称之为"气化"。因此，如果膀胱气化不利，就会发生小便不利，甚至尿闭等症；膀胱不能约束、

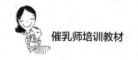

控制小便时，又可出现尿频、尿多，甚至尿失禁等症。

（六）三焦（图1-12）

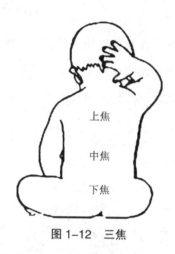

图1-12　三焦

三焦是上、中、下焦的总称。对于三焦的认识，历来有许多不同看法。一般认为三焦不是一个独立的内脏器官，而是概括了主要脏腑的部分功能。从三焦的部位和有关脏腑及其功能来说，上焦指横膈以上胸腔部位，包括心、肺两个脏器，概括了呼吸和输布养料的功能；中焦指横膈以下至脐的上腹部位，包括脾、胃等脏器，概括了消化吸收、化生血液的功能；下焦是指脐以下的下腹部位，包括肾、膀胱等脏器，概括了分清泌浊、排泄小便的功能。因此三焦的生理功能为总司人体的气化，并为水液运行的道路。在病理方面也都表现三焦所在有关脏腑的气化功能异常。

三焦的各别功能，是说三焦除了运行元气、水谷与水液的功能外，上、中、下三焦还有各自的功能特点。

上焦如雾。上焦主要指胸中，包括心肺二脏。心主血，推动血液运行于全身。肺主气，主宣发肃降，将水谷精气布散于全身。因此，上焦的生理功能，主要是输布水谷精微（气血）。所谓"如雾"，是形容上焦心肺敷布气血，犹如雾露弥漫之状，灌溉并温养全身脏腑组织的作用。

中焦如沤。中焦主要指上腹部，包括脾、胃及肝、胆等内脏。胃主腐熟，脾主运化，肝胆主疏泄，并分泌、排泄胆汁以助消化。因此，中焦具有消化、吸收并转输水谷精微和化生气血的功能。

下焦如渎。下焦主要指下腹部，包括肾、膀胱及大小肠。下焦的主要生理功能为传导糟粕，排泄二便。糟粕的排泄，一是从大肠排出大便，一是从膀胱排出小便。

脏腑之间通过经络的联系和气血的贯注，构成了一个有机的整体。在生理状态下，它们之间既分工又合作，构成复杂的生理活动。只有脏腑功能正常，气血充足，乳汁才会充沛。催乳师可通过产妇五脏六腑的功能表现，查出脏腑问题，再应用催乳专业方法和饮食调节、心理调适给予解决。

催乳师手记

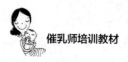

催乳师手记

第二节 五行学说

五行是指木、火、土、金、水五种物质的运动。中国古代人民在长期的生活和生产实践中认识到木、火、土、金、水是必不可少的最基本物质，并由此引申为世间一切事物都是由木、火、土、金、水这五种基本物质之间的运动变化生成的，这五种物质之间，存在着既相互资生又相互制约的关系，在不断的相生相克运动中维持着动态的平衡，这是五行学说的基本涵义（图1-13）。

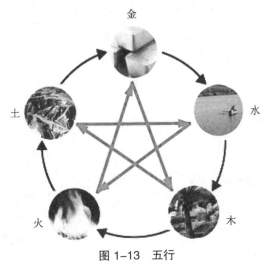

图1-13 五行

根据五行学说，"木曰曲直"，凡是具有生长、升发、条达舒畅等作用或性质的事物，均归属于木；"火曰炎上"，凡具有温热、升腾作用的事物，均归属于火；"土爱稼穑"，凡具有生化、承载、受纳作用的事物，均归属于土；"金曰从革"，凡具有清洁、肃降、收敛等作用的事物则归属于金；"水曰润下"，凡具有寒凉、滋润、向下运动的事物则归属于水。

五行学说运用五行属性的抽象概念来对事物进行归类，利用它们之间的生克

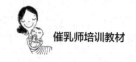
关系，来说明人体脏腑组织器官的内在联系和病理变化，以及人体与外在环境的相互关系。所以，事物的五行属性并不等同于木、火、土、金、水本身，而是将事物的性质和作用与五行的特性进行类比，从而得出事物的五行属性。

以方位配属五行则：

日出东方，与木的生发特性相像，所以归属于木；

南方天气炎热，与火的上炎特性相像，所以归属于火；

日落于西方，与金的肃降特性相像，所以归属于金；

北方寒冷，与水的特性相像，所以归属于水；

中央的方位，会受到来自各个方向、各种事物的影响，与土承载受纳的特性相像，所以归属于土。

以五脏配属五行则：

肝主升发而归属于木；

心主温养而属于火；

脾受纳饮食，生化水谷精微而属于土；

肺主肃降而属于金；

肾主水液代谢而属于水。

五行学说并不是静止地、孤立地将事物归属于五行，而是以五行之间的相生和相克联系来探索和阐述事物之间相互联系、协调平衡的整体性和统一性。同时，还以五行之间的相乘和相侮，来探索和阐述事物之间协调平衡被破坏后的相互影响，这就是五行生克乘侮的主要意义。

一、五行相生和相克

相生，就是指这一事物对另一事物具有促进、助长和资生的作用；相克，就是这一事物对另一事物具有抑制和制约的作用。相生和相克，在五行学说中认为是自然界的正常现象，对人体生理来说，也是属于正常生理现象。

五行相生的次序是：木生火、火生土、土生金、金生水、水生木（图1-14）。

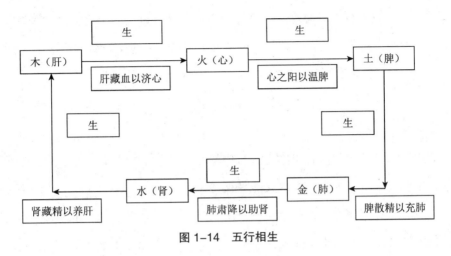

图 1-14　五行相生

五行相克的次序是：木克土、土克水、水克火、火克金、金克木（图1-15）。

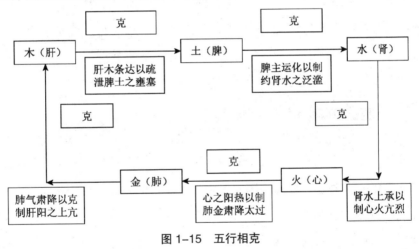

图 1-15　五行相克

相生和相克，没有尽头，生化不息，维持着事物之间的动态平衡。

由于五行之间存在着相生和相克的关系，所以对任何一行来说都存在着"生我""我生"和"克我""我克"四个方面的联系。"生我"和"我生"，在《难经》中被比喻为母和子的关系。生我者为母，我生者为子，所以五行中的相生关

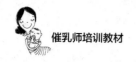

系又可以称作"母子"关系。以火为例，由于木生火，所以"生我"者为木；由于火生土，所以"我生"者为土。这样，木为火之"母"，土为火之"子"；也就是说，木和火是母子关系，火和土也是母子关系。"克我"和"我克"，在《内经》中称作："所不胜"和"所胜"，即"克我"为"所不胜"，"我克"为"所胜"。再以火为例，由于火克金，所以"我克"者为金；由于水克火，所以"克我"者为水。

"生我"和"我生"，虽然是五行中的相生，但生中有克，如木的"生我"为水，木的"我生"为火，而水又能克火。

"克我"和"我克"，虽然是五行中的相克，但克中有生，如木的"克我"为金，木的"我克"为土，而土又能生金。

五行学说就是以这种错综复杂的联系，来说明任何一个事物都受到整体的调节，防止其太过或不及，维持着相对的平衡。以此来解释自然，就能说明自然气候的正常变迁和自然界的生态平衡；以此来解释人体，就能说明机体的生理平衡。

二、五脏的功能特点及内在联系

中医把五脏的功能特点用五行的特性来说明。以五行之间的生、克关系来阐释脏腑之间的相互联系，任何脏腑都不是孤立静止的，而是在不断地相生、相克的运动之中维持着协调平衡。

（一）五脏的功能特点

五行学说，把人体五脏，即肝、心、脾、肺、肾分别归属于木、火、土、金、水五行，并用五行的特性来说明五脏的功能特点。

以木的生发、伸展的特性来说明肝的喜条达、恶抑郁、主疏泄的功能，这叫做肝属木；

以火的阳热特性来说明心阳的温暖作用，这叫做心属火；

以土化生万物的特性来说明脾主运化，为人体气血生化之源的生理功能，这叫做脾属土；

以金的清洁、肃降、收敛来说明肺主肃降的生理功能，这叫做肺属金；

以水的润下、闭藏特性来说明肾藏精主水的生理功能，这叫做肾属水。

（二）五脏间生理功能的内在联系

五行学说，利用五行的相生、相克关系，来说明五脏之间在生理功能上存在的相互资生、又相互制约的内在联系。

1. 相互资生

肾属水，藏精，精能滋养肝阴而助肝血，肾和肝的这种关系，就叫做水生木；

肝属木，藏血，肝血要不断周济、支援心血，同时肝的疏泄升发功能也有助于心阳的旺盛，肝与心的这种关系就叫做木生火。

心属火，心的阳热有助于脾的运化，心与脾的这种关系就叫做火生土。

脾属土，脾化生水谷精微以补充肺气，脾与肺的这种关系就叫做土生金。

肺属金，肺的清肃下行有助于肾对水液的排泄，肺的输布津液也可以资助肾阴，肺和肾的这种关系就叫做金生水。

2. 相互制约

肺的清肃下降，可以制约肝阳的上亢。所谓上亢，就是肝阳生发太过，肝阳上亢可以出现头痛、头晕的症状。肺与肝的这种关系就叫做金克木。

肝的疏泄和畅达，可对脾进行疏泄，使脾保持正常的运化功能而不壅堵，这就是木克土。

脾的运化，可以制止肾水的泛滥，这就是土克水。

肾水的滋润，可以防止心火的亢盛，这就是水克火。

心火的阳热，可以制约肺金的清肃太过，这就是火克金。

五脏间的资生和制约是同时存在和进行的，从而保证了五脏间平衡协调的生理功能。

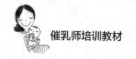

三、五脏间的病理变化

五脏在生理上相互联系，在病理上也必然相互影响，脏器之间的病可以互相传递，称之为"传变"。用五行学说来说明五脏疾病的传变，可以分为相生关系的传变和相克关系的传变。

（一）相生关系的传变

包括"母病及子"和"子病犯母"两个方面。

1. "母病及子"

是指疾病的传变，从母脏传及子脏。如肝病影响到心，肝为母脏、心为子脏，临床上可见病人因恼怒伤肝，肝失条达，气郁化火，上扰心神而导致失眠、心悸、急躁易怒、不思饮食、口渴喜饮、目赤口苦、或口舌生疮、小便黄赤、大便秘结、舌红苔黄、脉弦而数等病症。调理上应该疏肝泻火，佐以安神的药品。

2. "子病犯母"

是指疾病的传变，从子脏传及母脏。如肝病影响肾，肝为子脏、肾为母脏，由于情志不舒，郁而化火，肝火偏盛，灼伤肝阴而累及肾阴亦亏，相火妄动，封藏失职。产妇除有眩晕、耳鸣、口苦、烦躁易怒等症以外，还有腰膝酸软无力等症。调理则应该以清泻肝火，滋养肾阴的方法。

（二）相克关系的转变

是指疾病顺着或逆着五行相克次序的转变，包括"相乘"和"相侮"两种类型。

1. 相乘

即相克得太过，是指五行中一行对其所胜一行的过度制约或克制。故相乘的次序与相克相同，即木乘土、土乘水、水乘火、火乘金、金乘木。相乘产生的原因，一是克制的一方过盛，以强凌弱，使被克的一方受到过分地抑制；二是被克的一方本身虚弱，不能抵御对方的克伐，而表现出病理状态；或者以上两种情况同时存在。如以肝木与脾土之间的病理影响而言，由于肝气郁结或肝气上逆，影响脾胃的运化功能，而出现胸胁苦满、脘腹胀满、泛酸、泄泻等，则为木旺乘土

（肝气乘脾）；反之，先有脾胃虚弱，不耐肝气克伐，而出现头晕乏力、纳呆嗳气、胸胁胀满、腹痛泄泻等，则为土虚木乘（脾虚肝乘）。

2. 相侮

即反向克制，是指五行中一行对其所不胜一行的反向制约或克制。故相侮的次序与相克次序相反，即木侮金、金侮火、火侮水、水侮土、土侮木。相侮产生的原因与相乘类似，一是由于一方太盛，不仅不受克己一方的抑制，反而制约克己的一方；二是由于一方虚弱，丧失了克制对方的能力，反遭被克一方的抑制；或者以上两种情况同时存在。如肝属木，肺属金，金克木，肺金为肝木的所不胜之脏，而肝木为肺金的所胜之脏，如果肝木之气太盛，或者肺金之气不足，或者同时有肝盛肺虚，就会有肝病犯肺的传变，临床上常见的肝火犯肺证，即属于肝木反侮肺金的传变过程。

相乘与相侮，都是相克关系的异常，二者既有区别又有联系。相乘是按五行相克次序发生的过度克制，相侮则是与相克次序方向相反的克制现象，但相乘与相侮常常同时出现，在发生相乘时，可同时发生相侮；发生相侮时，有时又可伴有相乘。如木过强时，既可乘土，又可侮金；土虚时，既可受到水的反侮，又可受到木乘。催乳师可以通过相乘相侮，对产妇的乳房问题综合分析，解决产后乳少、无乳等问题。

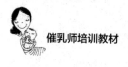

催乳师手记

催乳师手记

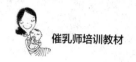
第三节　气、血、津液及七情与泌乳

中医认为气、血、津液是构成人体的基本成分，是脏腑、经络等组织器官进行生理活动的物质基础。气，是不断运动的具有很强活力的精微物质；血，基本上是指血液；津液，是机体一切正常水液的总称。气属阳，血和津液属阴。中医学认为：气、血、津液中的气是构成人体最基本的物质，也是维持人体生命活动的最基本物质。它来源于父母禀受的先天之气，饮食中的营养物质和存在于自然中的清气，通过肺、脾、胃和肾等脏器的综合作用将三者结合起来生成。

一、气

1. 气的概念

气的概念有两方面含义，一是指构成人体和维持人体生命活动的精微物质。即气是比精更微小、运动能力较强的物质。如水谷之气、呼吸之气等，由于其来源和分布部位之不同，故有着不同的名称，如元气、宗气、营气、卫气等；二是指脏腑组织的功能活动，如五脏之气、六腑之气、经络之气等。精微之气正是通过脏腑组织的功能活动而表现其存在的。

2. 气的生成

人体之气主要来源于先天之精所化生的先天之气、水谷之精所化生的水谷之气和自然界的清气，三者结合而成为一身之气。先天之气禀受于父母，主要指形成胚胎时受之于父母的先天之精所化生的元气，它是推动人体生长发育的原动力，也是后天之气产生的根本；其次，先天之气也包括胎儿在生长发育过程中从母体摄取的水谷精气及自然界的清气。后天之气是指小儿出生后所获得的水谷之气和自然界清气。水谷之气来源于饮食物，通过脾胃的运化作用，化生为水谷之气，布散全身后成为人体之气的重要组成部分。自然界的清气，要靠肺的呼吸功能和肾的纳气功能才能吸入体内，清气参与宗气的生成，并且不断吐故纳新，促进人体代谢活动，因而也是人体之气生成的重要来源。

气的运动分为升、降、出、入四种形式。气分为元气、宗气、营气、卫气。"元气"是由精化生、随着生命而来的，肾所藏的先天之精转化为先天之气（即元气），元气的作用是多方面的，它通过经络运行于人体全身，五脏六腑得到元气的推动激发，从而发挥各自的功能，维持人体的正常生长发育和活动。五脏六腑之气的产生，都来源于元气。因此，元气充足，脏腑功能就强健，身体就健康。如果先天不足，或者久病而损伤元气，则身体衰弱，也容易感染其他疾病。所以，中医以培养元气为治病之本。肺为气之主，肺在气的生成过程中主要生成"宗气"，是自然界吸入的氧气和由脾胃消化产生的水谷的精微结合而成的。它形成于肺而聚于胸，具有帮助肺脏进行呼吸和贯通心脉以行营血的作用。因此，呼吸声音的强弱，血气的运行，肢体的活动能力，都与宗气有关。宗气不足，则可以引起血脉凝滞的病变。"营气"运行于卫气的里面，属阴，归足太阴脾经管理，主运化，是脾胃转输于肺中的精微物质，它进入脉道成为血液的组成部分，随血液运行于周身。它的功能除了化生血液外，还有营养全身的作用。"卫气"是肾中阳气所化生，归足太阳膀胱经管理，是人体的守护神，出自下焦，滋养于中焦，升发于上焦。卫气在发挥其功能时，必须依靠中焦脾胃化生水谷精微之气。卫气和营气一样皆生于水谷，其清者为营，浊者为卫，营在脉中，卫在脉外。卫气虽然行于脉外，却敷布全身，内而脏腑，外而皮毛，都有一种温暖和保卫的作用，是阳气的一部分，能使毛孔开合抵抗外邪。故有"卫气者，所以温分肉，充皮肤，肥腠理，司开合者也"。卫气虚则易汗、易感冒。

3. 气的作用

（1）推动作用。人体的生长发育，各脏腑经络的生理活动，血液的循行，津液的输布，均靠气的激发和推动。若气虚则动力不足，人的生长发育就会迟缓，脏腑经络的功能就会减退，或血行滞缓，或水液不化、津液不布、痰湿内生等病变。

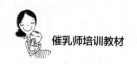

（2）温煦作用。人体的体温是相对恒定的，不会因外界温度的变动而发生明显的变化，体温相对恒定的维持依赖于产热过程与散热过程之间的相对平衡。这种维持体温保持一定恒定也是气的温煦作用。如果阳气不足，气的温煦作用减退，则会出现畏寒、肤冷等阳虚表现。

（3）防御作用。护卫肌表，抵御外邪，具有屏障作用。肺合皮毛，肺宣发卫气于皮毛，达于肌肤，发挥防御外邪侵袭的作用，使人体不易得病。

（4）固摄作用。气可固摄脏器的位置相对稳定，一旦气虚，固摄减弱，则脏器位置便会下移。其病理机制是"中气下陷"，如常见的子宫、胃、肾等脏器下垂，脱肛等。另外，还表现在气能统摄血液，使血不溢于脉管之外，保证血液在脉管中正常运行。

（5）气化作用。实际上就是体内物质代谢的过程，是物质转化和能量转化的过程。具体地说，就是指气、血、津液等物质的新陈代谢及相互转化。例如：将饮食物质转化为水谷精气，然后再化生为气、血、津液、精等；津液经过代谢转化为汗液、尿液、涕、唾、泪、涎。

总之，人体内的气体升降出入正常要靠肾中的精气、水谷精气和自然界的清气供应充足，还要靠各脏腑的功能正常来能完成。

二、血

1. 血的概念

血，即血液，是循行于脉中的富有营养的红色液体物质，是构成人体和维持人体生命活动的基本物质之一。血液由血浆和血细胞（包括红细胞、白细胞、血小板）构成。血浆的主要功能是运载血细胞，运送营养物质和废物。血浆大约占血液的55%。

2. 血的生成

人体血液的生成，既有先天肾精的作用，也与后天精气密切相关，尤其是后天脾胃运化的水谷精微。因而，肝、心、脾、肺、肾均与血液生成有关。

肝主藏血，具有储藏血液和调节血流量的功能。肝根据人体动静的变化，调节脉管中血液流量，使脉中血液维持在一定恒定的水平。肝的疏泄功能能调畅气机，一方面保障肝本身的藏血功能，另一方面对血液通畅地循行起到一定的作用。

心主血脉，心主脉，是指心气推动和调控心脏的搏动和脉管的舒缩，使脉道通利，血液通畅。脉，即血脉，为血之府，是血液运行的通道。心与脉直接相连，互相沟通，形成一个密闭循环的管道系统。心气充沛，心脏有规律的搏动，脉管有规律的舒缩，血液则被输送到全身各脏腑形体官窍，发挥濡养作用，以维持人体正常的生命活动。心主血脉功能的正常发挥与以下因素有关：第一，有赖于心之阳气的充沛；第二，血液充盈；第三，脉道通利。当然，肺之助心行血，肝之主疏泄调畅气机，以及宗气的盛衰，均与心主血脉的功能密切相关。

脾主统血，是指脾气有统摄、控制血液在脉中正常运行而不逸出脉外的功能。脾气统摄血液的功能，实际上是气的固摄作用的体现。脾气是一身之气分布到脾脏的一部分，一身之气充足，脾气必然充盛；而脾气健运，一身之气自然充足。气足则能摄血，故脾统血与气摄血是统一的。脾气健旺，运化正常，气生有源，气足而固摄作用健全，血液则循脉运行而不逸出脉外。若脾气虚弱，运化无力，气生无源，气衰而固摄功能减退，血液失去统摄而导致出血。

肺朝百脉，肺主一身之气，调节全身的气机，所以血的运行亦有赖于肺气的输布与调节，而肺对血没有直接作用。气为血之帅，故肺可辅佐心主以调节和治理百脉气血的正常运行。因此，"肺朝百脉"是指肺能使得百脉之气血如潮水般有规律地周期运行之功能。

肾是人体先天之本，肾主持着人体诸多极为重要的功能，女性所特有的生理现象——经（月经）、带（白带）、孕（胎孕）、产（娩）、乳（哺乳）与肾密切相关。女子以血为本，以气为用，气血是月经、孕育、乳汁的物质基础，肾藏精，精化血，化气。是经、孕、产、乳的先决条件，只有肾气旺盛，经、孕、产、乳功能才能正常。

总而言之，血液是以水谷精微中的营气和津液为主要物质基础，在以脾胃为主，配合心、肝、肺、肾等脏腑的共同作用完成的。

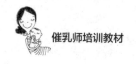

3. 血液的作用（图 1-16）

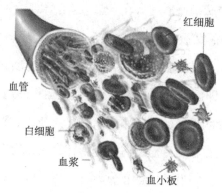

血管

白细胞

血浆

红细胞

血小板

图 1-16　血

① 运输物质。营养物质、氧、代谢产物、激素等都要通过血液运送。

② 缓冲作用。血液中的缓冲系统，可对进入血液的酸性或碱性物质进行缓冲，使血液 pH 值不发生较大波动。

③ 防御功能。血液中的白细胞和各种免疫物质对机体有保护作用。

④ 生理止血功能。血液中有血小板、凝血因子等，当毛细血管损伤后，血液流出可自行凝固而起止血作用。

⑤ 体液调节功能。通过运输激素，实现体液性调节。

⑥ 血浆是构成机体内环境的一部分，借此进行物质交换。

三、津液

1. 概念

津液是机体一切正常水液的总称，包括各脏腑形体官窍的内在液体及其正常的分泌物，如胃液、肠液、唾液、关节液等，也包括代谢产物中的尿、汗、泪等。津液以水分为主体，含有大量的营养物质。津液是构成人体和维持生命活动的基本物质之一。

2. 津液的生成

津液来源于饮食，通过脾胃的运化功能生成。津液的输布和排泄，主要是脾的传输、肺的肃降和肾的蒸腾气化，以三焦为通道输布全身。

3. 津液的作用

（1）滋润濡养。津液以水为主体，具有很强的滋润作用，富含多种营养物质，具有营养功能。津与液，津之质最轻清，液则清而晶莹、厚而凝结。精、血、津、液四者在人之身，血为最多，精为最重，而津液之用为最大。内养脏腑筋骨，外养皮肤毫毛，莫不赖津液以濡养。

（2）化生血液。津液经孙络渗入血脉之中，成为化生血液的基本成分之一。津液使血液充盈，并濡养和滑利血脉，使血液环流不息。

（3）排泄废物。津液在其自身的代谢过程中，能把机体的代谢产物通过汗、尿等方式不断地排出体外，使机体各脏腑的气化活动正常。

四、气、血、津液之间的关系

气能生血、行血、摄血，血为气之母；气能生津，气能行津，气能摄津，津能载气；血和津液有同源之说，津液渗注于脉中则组成血液，津液是血液的重要组成部分（图1-17）。

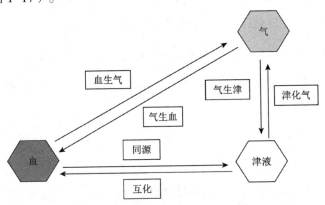

图1-17　气、血、津液关系

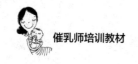

泌乳是一个十分复杂的过程，与气、血、津液有着十分紧密的关系。气、血、津液的功能正常运行时，乳汁的分泌更顺畅，其营养成分更符合人体需要。

五、气、血、津液与乳汁

1. 气、血、津液与乳汁的形成

乳汁是由人体气血所化生的，一般认为，在脏腑气、血、津液中，以肾的先天精气、脾胃的后天水谷之气，对乳房的生理影响最大。

在乳房的发育过程中，肾气作用于乳房，使乳房发育完全，乳汁的分泌及其调节与肾、脾胃关系十分密切。肾气盛则乳房发育充分，乳汁则充盈；脾胃为后天气血之本，气血的形成主要来源于脾胃水谷精微之气，乳汁的生成也由脾胃水谷之精微所生化，所以脾胃气盛则乳汁多而浓稠，脾胃气虚则乳汁少而淡。

2. 气血津液与乳汁的分泌

（1）气与乳汁的分泌。气能推动乳汁的生成、运行、分泌等，同时控制乳汁的分泌量，使之有规律的分泌，以防止其过多分泌或无故流失，保证乳汁发挥正常的生理作用。

（2）血与乳汁的分泌。血液不断对全身各脏腑器官起着滋润濡养作用，并促使人体产生充沛而舒畅的精神情志活动，使乳房发育完全，以维持各乳房组织器官的生理功能，并使乳汁充盈，利于乳汁分泌。

在孕期补气血可增加乳汁的分泌量。气血不足时表现为乳汁量少、乳汁清稀、乳房柔软而无胀感，或者出现乳汁自发分泌，兼有神疲气短、心悸、头晕目眩、面色无华等症状。

（3）津液与乳汁的分泌。津液来源于水谷精微物质，同时也起到滋润濡养乳房的作用。津液是液体物质，并且含有丰富的营养物质，滋润乳房，以维持乳房的生理功能，为乳汁分泌提供原动力。同时津液可以化生为乳汁，使乳汁充盈，分泌旺盛。

总之，气、血、津液功能正常时，乳汁分泌才得以通畅，乳汁浓稠。

六、七情与泌乳

七情即喜、怒、忧、思、悲、恐、惊七种情志变化。七情与脏腑的功能活动有着密切的关系，七情分属五脏，以怒、喜、思、悲、恐为代表，称为"五志"。七情是人体对外界客观事物的不同反映，是生命活动的正常现象，不会使人发病。但在突然、强烈或长期性的情志刺激下，超过了正常的生理活动范围，而又不能适应时，使脏腑气血功能紊乱，就会导致疾病的发生，这时的七情就成为致病因素，而且是导致内伤疾病的主要因素，故称为内伤七情。很多产妇会因为各种原因导致情绪的不稳定而泌乳减少或完全没有乳汁分泌。

人体的情志活动，必须以气血作为物质基础，气血来源于脏腑正常的生理活动，而脏腑所以能维持正常的生理功能，又必须依赖于气的温煦、推动和血的滋养。七情的致病特点可直接伤及内脏："怒伤肝""喜伤心""思伤脾""悲伤肺""恐伤肾"。不同的情志变化对各个脏腑有不同的影响，而脏腑气血的变化也会影响情志变化。由此可见，气血是脏腑生理功能所必需的物质基础，而情志活动又是脏腑生理功能活动的外在表现。所以，泌乳与情志活动、脏腑气血的关系非常密切。

肝在志为怒：怒则气上，伤及肝而出现闷闷不乐、烦躁易怒、头晕目眩等，亦是诱发高血压、冠心病、胃溃疡的主要原因。

心在志为喜：喜可使气血流通，肌肉放松。但欢喜太过，则损伤心气，心气动则精神散而邪气极，从而出现心悸、失眠、健忘等。

脾在志为思：思则气结，大脑思虑过度，使神经系统功能失调，消化液分泌减少，出现纳呆食少、形容憔悴、神疲乏力、郁闷不舒。

肺在志为忧：人在极度忧伤时可伤及肺，出现干咳、气短、咯血、音哑、呼吸频率改变等。

肾在志为恐：恐可干扰人的神经系统，出现耳鸣、耳聋、头晕等，恐则气下，因极度惊恐可出现尿失禁等。

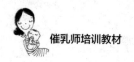

催乳师在针对产妇因个人七情变化而引起的乳少、无乳、乳汁淤积时，应先进行心理疏导，然后再应用催乳专业手法和饮食调理。

催乳师手记

催乳师手记

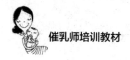

本章习题

1. 五脏六腑包括哪些脏器？其各自的功能是什么？

2. 五行包括哪些？每一行的特点是什么？

3. 什么是五行相生？

4. 什么是五行相克？

5. 气、血、津液与乳汁的关系是什么？

6. 七情包括什么？

第二章 催乳按摩操作指南

按摩是利用手或器械等进行各种手法操作，刺激人体体表部位或穴位，以提高或改善人体生理功能、消除疲劳和防治疾病的一种方法。中医学认为按摩可以疏通经络、行气活血、通利关节。

```
【本章学习内容】

    1. 熟练掌握按摩的手法。

    2. 熟知泌乳有关的腧穴定位及作用。

    3. 熟知催乳方法。

    4. 掌握催乳按摩注意事项。
```

第一节 催乳的作用及按摩手法

催乳就是母乳自然分泌无法满足婴儿需求时，催乳师通过科学的专业手法按摩，刺激乳汁分泌。按摩催乳的原则是理气活血，舒筋通络。多采用点、按、揉、拿等基本手法，但在实际应用时须多种手法相互配合。

按摩催乳，可促进局部毛细血管扩张，增加血管通透性，加快血流速度，改善局部的血液循环，有利于乳汁的分泌和排出。同时，通过按摩而疏肝健脾、活血化瘀、安神补气、通经络以调节人体脏腑功能，达到促进组织器官新陈代谢、

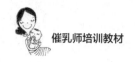
促进乳汁分泌的目的，以满足婴儿的需求，同时减除产妇不必要的痛苦。

按摩催乳与我们传统的手掌蛮揉、梳子梳理等有本质区别，能减除产妇不必要的痛苦，避免因用力不当引发的炎症；与机器按摩所不同的是，因皮肤直接接触，能准确找到乳腺管的位置，能感受到乳腺管受阻程度，做到力度均匀、轻重适度，可一次性解决问题。在日本、韩国等地，乳房保健按摩是每一个产妇在生产后 72 小时内必需的一项护理工作，因为这不但能促进产妇加速泌乳，同时，用按摩的手法能有效疏通乳腺管，预防乳腺炎等乳房疾病。

一、按摩的基本作用

按摩催乳的原则是理气活血、舒筋通络，主要是缓解乳房疼痛、疏通乳腺管、预防和缓解乳腺增生、防止乳房松弛和下垂。

按摩手法是催乳师按照特定的技巧和规范化的动作，在人体体表经穴上进行点、按、揉、梳、拿等基本手法的操作，而达到催乳的效果。手法的熟练程度和适当应用，是取得良好疗效的关键，所以，对手法一定要掌握并应用。

产后乳胀会导致剧痛，即所谓的"痛则不通，通则不痛"。按摩能理气活血、疏通经络，可缓解甚至消除疼痛。产妇乳腺管或多或少都存在不畅通的现象，如不及时处理乳胀，就会发生乳汁淤积、乳汁分泌减少、乳腺炎等，通过催乳按摩乳腺管，可以疏通堵塞的乳腺管，使乳汁流出，还可以防止乳腺增生的发生。乳房肿胀及乳腺炎会使乳房松弛、下垂，影响乳房的美观。而按摩可以增加乳腺发育，促进胸部肌肉群发育及韧带紧实度，从而使乳房更加坚挺。

二、按摩手法的基本要求

持久、有力、均匀、柔和、渗透。

（1）持久。是指操作手法要按规定的技术要求和操作规范持续作用，保持动作和力量的连贯性，并维持一定时间，以使手法的刺激积累而能产生良好的作用。

（2）有力。是指手法刺激必须具有一定的力度，所谓的"力"不是指单纯的力量，而是一种功力或技巧力，而且这种力也不是固定不变的，而是要根据对象、部位、手法性质以及季节变化而变化。

（3）均匀。是指手法动作的幅度、速度和力量必须保持一致，既平稳又有节奏。

（4）柔和。是指动作要稳、柔、灵活，用力要缓和，力度要适宜，使手法轻而不浮、重而不滞。

（5）渗透。是指手法作用于体表，其刺激能透达至深层的筋脉、骨肉、甚至脏腑。

持久、有力、均匀、柔和、渗透需要催乳师在不断的实践中去体会理解，再以正确的手法配合标准的穴位才能使催乳效果更佳。

三、常用按摩手法

（一）摩法

用食指、中指、无名（环）指、小指末节罗纹面或以手掌面附着在体表的一定部位上，做环形而有节律的抚摩，称为摩法。其中以指面摩动的称指摩法，用掌面摩动的称掌摩法。古代还常辅以药膏，以加强手法治疗效果，称为"膏摩"。

摩法的动作与揉法有相似之处，但摩法用力更轻，仅在体表抚摩；而揉法用力略沉，手法时要带动皮下组织。摩法有指摩法和掌摩法之分。

1. 操作

（1）指摩法。腕微屈，掌指及诸指间关节自然伸直，以食指、中指、无名指、小指末节螺纹面附着于治疗部位，用腕和前臂的协调运动带动手指螺纹面在所需治疗部位做顺时针方向或逆时针方向的环旋摩动。

（2）掌摩法。腕关节微背伸，诸手指自然伸直，将全手掌平放于体表治疗

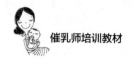

部位上，以前臂和腕的协调运动，带动手掌在所需治疗部位做顺时针方向或逆时针方向的环旋摩动（图2-1）。

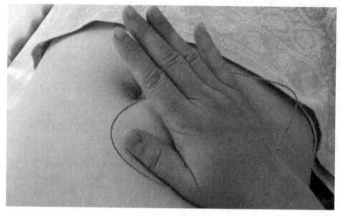

图2-1　掌摩法

2. 动作要领

催乳师操作时，前臂做主动运动，通过放松腕关节时着力部分形成摩动，手法轻柔，压力均匀。

（二）揉法

用大鱼际（拇指根部肉最饱满处）、掌根，或手指螺纹面吸附于一定的治疗部位，做轻柔缓和的环旋运动，并带动该部位的皮下组织称之为揉法。以大鱼际为着力点，称鱼际揉法；以掌根为着力点，称掌根揉法；以手指螺纹面为着力点，称指揉法。其中以鱼际揉法的技巧性较高。

1. 操作

（1）鱼际揉法。用大鱼际着力，稍用力下压；拇指略内收，指间关节微屈；手腕放松，以腕关节和前臂协调的摆动运动，来带动大鱼际在理疗部位上做环旋状揉动（图2-2）。若以掌根着力，则称为掌根揉法（图2-3）。

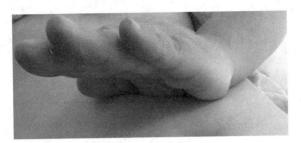

图2-2　鱼际揉法

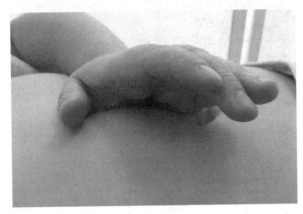

图2-3　掌根揉法

（2）指揉法。用拇指或中指螺纹面，或以食指、中指，或以食指、中指、无名指螺纹面，在某一穴或几个穴或某部位上做轻柔的小幅度的环旋柔动，称为指揉法（图2-4）。且有单指揉法、双指揉法、三指揉法之分。

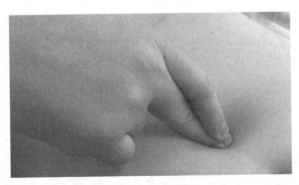

图2-4　指揉法

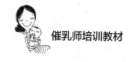

2. 动作要领

动作要灵活，力量要轻柔。催乳师操作时既不可在体表造成摩擦，也不可故意在体表揿压。

（三）梳法

五指微曲，从乳根部五指贴着乳房皮肤向乳头方向梳理，是催乳过程中比较重要的手法（图2-5）。

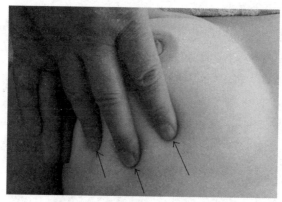

图2-5　梳法

1. 操作

五指微微弯曲，自然展开，以螺纹面置于施术部位。腕关节放松，前臂主动运动，带动五指做轻柔的单向滑动梳理。两手宜交替操作，可反复多次。

2. 动作要领

催乳师腕部要放轻松，要以前臂为动力源。前臂所施之力只有通过放松的腕部才能使手指的滑动梳理动作协调自然，柔和舒适。

（四）推法

用拇指或手掌或其他部位着力于人体某一穴位或某一部位上，做单方向的直线或弧形移动，称之为推法。推法在成人推拿里应用主要是平推法。成人推法中，有以拇指为力点的，称拇指平推法；有以手掌为力点的，称掌平推法；有以用拳为力点的，称拳平推法；有以用肘尖为力点的，称为肘平推法。平推法是做直线的单向运动，体表受力较大，但推行速度相对缓慢。其意是推动气血的运行。

1. 操作

（1）拇指平推法。用拇指指腹为着力点于治疗部位，沿经络循行路线或肌纤维平行方向，由甲点推向乙点，其余四指并拢作支点以助拇指用力。一般可连续操作 5 ~ 10 遍或更多（图 2-6）。

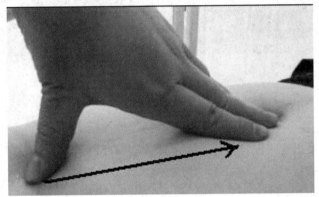

图 2-6　拇指平推法

（2）掌平推法。以掌根为着力点于治疗部位，由甲点推向乙点。若需要增大压力时，可用另一手重叠缓慢推进。一般可连续操作 5 ~ 10 遍。

2. 动作要领

从甲点推向乙点时用力均匀。对从甲点推向乙点途中所需加重手法刺激的某穴可配合按揉或按压等手法。在治疗部位应先涂抹少量介质，使皮肤有一定的润滑度，以利于操作，并防止推破皮肤。

（五）拿法

用拇指和食指、中指二指或其余四指相对用力，提捏或揉捏某一部位或穴位，称为拿法（图 2-7）。

拿法是推拿常用手法之一，在临床上有三指拿（拇指与食指、中指相对用力）和五指拿（拇指与其余四指相对用力）之分。

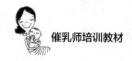

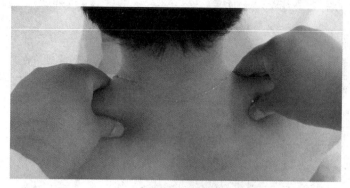

图 2-7　拿法

1．操作

一定要以手指螺纹面相对用力，去捏住治疗部位肌肤并逐渐用力内收，将治疗部位的肌肤提起，做有节律的轻重交替而又连续的提捏或揉捏动作。

2．动作要领

腕关节要放松，巧妙地运用指力，诸指动作要协调柔和灵活。力量要由轻到重，缓慢增加，逐步渗透。催乳师不能用指端与爪甲内扣。本法的刺激性较强，特别是在三指拿法之后，常继以揉法，以缓减刺激。

（六）掐法

用拇指爪甲切掐穴位，这样用力较集中而刺激面积较小，为开窍解痉的强刺激手法。

1．操作

催乳人员握住产妇手部，拇指伸直，爪甲切住穴位逐渐用力切掐，如掐少泽穴。

2．动作要领

操作时，应垂直用力切掐，可持续用力，也可间歇性以增强刺激，取穴要求准确。此为强刺激手法，不宜反复长时间应用，更要注意不能掐破皮肤，掐后常再用揉法缓和刺激，减轻局部疼痛或不适。

（七）捏法

与拿法相似，以单手或双手的拇指与食指、中指或拇指与四指的指面做对称性着力，但需将皮肤提起（图2-8）。

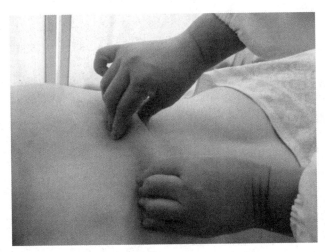

图 2-8　捏法

1. 操作

（1）三指捏。用拇指和食指、中指两指相对，挟提皮肤，双手交替捻动，向前推进。

（2）五指捏。手握空拳状，用拇指和四指腹相对，挟提皮肤，双手交替捻动，向前推进。

2. 动作要领

肩、肘关节要放松，腕指关节的活动要灵活、协调。操作时既要有节律性，又要有连贯性。操作时间的长短和手法强度的轻重及挤捏面积的大小要适中，用力要均匀。捏法多用于脊柱，捏脊时应指面用力，不能以指端着力挤捏，捏拿肌肤不可过度，捏拿肌肤过多则容易呆滞不易向前推进，过少则容易滑脱。捏法靠慢工奏效，不可急于求成。

（八）刮法

以手指或器具的光滑边缘蘸液体润滑剂后直接在皮肤上做单方向的直线快速刮动。

1. 操作

操作者以拇指桡侧缘或食指、中指两指螺纹面，或食指第二指节背侧尺侧缘着力，由上往下或由内往外，直线单方向快速的刮动。

2. 动作要领

刮动时用力要均匀，轻重适宜，宜使用介质，如清水、麻油、药水等液体润滑剂，以皮肤出现紫红色瘀斑为度。

（九）按法

用手指或手掌面着力于体表某一部位或穴位上，逐渐用力下压，称为按法。在临床上有指按法和掌按法之分。按法亦可与其他手法结合，如果与压法结合则为按压法；若与揉法结合，则为按揉法。

1. 操作

（1）指按法。用拇指指面或以指端按压体表的一种手法，称为指按法（图2-9）。当单手指力不足时，可用另一手拇指重叠辅以按压。在临床上常与揉法结合使用。

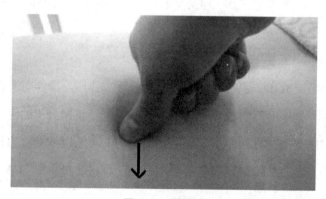

图2-9　指按法

（2）掌按法。用掌根或全掌着力按压体表的一种方法，称为掌按法（图2–10）。掌按法可单掌亦可双掌交叉重叠按压。同样也可与揉法相结合使用。

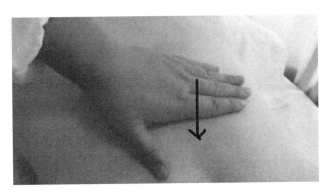

图 2–10　掌按法

2. 动作要领

按压力的方向要垂直向下，用力要由轻到重，稳而持续，使刺激感觉充分达到机体深部组织。切忌用迅猛的暴力。按压后要稍做片刻停留，再做第二次重复按压。为增加按压力量，在施术时可将双肘关节伸直，身体略前倾，借助部分体重向下按压。按法结束时，不宜突然放松，应逐渐递减按压的力量。

（十）拍法

用五指自然并拢，掌指关节微屈，使掌心空虚，然后以虚掌做节律地拍击治疗部位，称为拍法。

1. 操作

五指合拢，指实掌虚，利用气体的振荡，虚实结合，要做到拍击声，声声清脆而不甚疼痛。

2. 动作要领

拍法要以腕力为主，灵活自如。一般拍打 3 ~ 5 次即可，对皮肤感觉迟钝麻木者，可拍打至表皮微红充血为度。用力平稳，轻巧而有弹性。

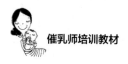
催乳师手记

催乳师手记

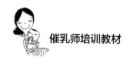

第二节　催乳腧穴

催乳师施行催乳的效果如何，与其取穴定位、按揉时间及手法密切相关，由于各人掌握的程度不一样，即使在点穴时不能达到百分之百的准确性，也要本着离穴不离经的原则。

一、经络

经络是运行气血、联系脏腑和体表及全身各部的通道，是人体功能的调控系统（图 2-11）。

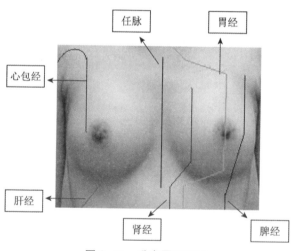

图 2-11　乳房周围经络

"经"有路径的意思，是经络系统中的主要路径，存在于机体内部，贯穿上下，沟通内外；"络"就是路径分出的辅路，存在于机体的表面，纵横交错遍布全身。乳房与几条经络有直接的关系：乳房的内侧与肾经有关，乳头、乳晕与胃经、肝经有关，乳房的外侧和肝经、胆经、心包经有关。肾经将先天精气和集聚五脏六腑之后的精气灌养乳房；脾、胃受水谷精微化生气血濡养乳房；肝、胆通过经络对乳房施行其藏血和疏泄的作用；冲、任二脉都起源于胞宫，冲、任二脉的虚实盛衰和妇女的经、带、胎、产有密切联系。

腧穴是人体脏腑经络气血输注出入的特殊部位，因此它的功能就与经络系统的功能分不开。既然经络"内属脏腑，外络肢节"，那么它则有沟通内外，调气血和阴阳，祛病疗疾，防患于未然的功能。

二、腧穴的定位

现代临床常用的腧穴定位与取穴方法有以下四种。

（一）骨度分寸法

它是将人体的各个部位分别规定其折算长度，作为量取腧穴的标准。如前后发际间为12寸，两乳间为8寸，胸骨体下缘至脐中为8寸，脐孔至耻骨联合上缘为5寸，肩胛骨内缘至背正中线为3寸，腋前（后）横纹至肘横纹为9寸，肘横纹至腕横纹为12寸，股骨大粗隆（大转子）至膝中为19寸，膝中至外踝尖为16寸，胫骨内侧髁下缘至内踝尖为13寸，外踝尖至足底为3寸。

（二）解剖标志法

1. 固定标志

指不受人体活动影响而固定不移的标志，如五官、毛发、指（趾）甲、乳头、肚脐及各种骨节突起和凹陷部。这些自然标志固定不移，有利于腧穴的定位，如两眉之间取"印堂"，两乳之间取"膻中"等。

2. 动作标志

指必须采取相应的动作才能出现的标志，如张口于耳屏前方凹陷处取"听宫"，握拳于手掌横纹头取"后溪"等。

（三）手指同身寸

是以患者的手指为标准，进行测量定穴的方法（图2-12）。临床常用以下

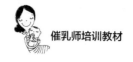
三种 。

1. 中指同身寸

是以患者的中指中节屈曲时内侧两端横纹头之间作为 1 寸，可用于四肢部取穴的直寸和背部取穴的横寸。

2. 拇指同身寸

是以患者拇指指关节的横度作为 1 寸，亦适用于四肢部的直寸取穴 。

3. 横指同身寸

又名"一夫法"，是令患者将食指、中指、无名指和小指并拢，以中指中节横纹处为准，四指测量为 3 寸。

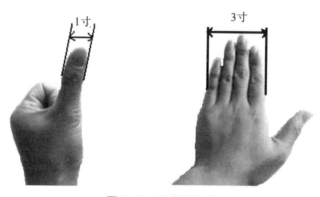

图 2-12 手指同身寸

（四）简便取穴法

临床上常用一种简便易行的取穴方法，如两耳尖直上取"百会"，两手虎口交叉取"列缺"，垂手中指端取"风市"等。

三、催乳胸部常用腧穴

催乳常用的腧穴如图 2-13 所示。

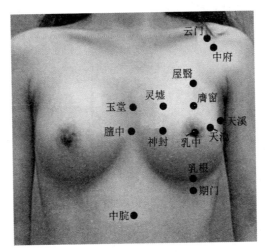

图 2-13 催乳主穴

1. 膻中穴

【定位】在胸部，前正中线上，平第 4 肋间隙，两乳头中点。

【功用】宽胸理气，止咳化痰。可用于治疗急性乳腺炎、少乳、乳房胀痛、咳嗽、呼吸困难、心悸、胸痛等。

2. 玉堂穴

【定位】在胸部，前正中线上，平第 3 肋间处。

【功用】宽胸止痛、止咳平喘。主治乳少、两乳肿块、胸满、喉痹咽肿、咳嗽等。

3. 神封穴

【定位】在胸部，当第 4 肋间隙，前正中线旁开 2 寸。

【功用】主治咳嗽、气喘、胸胁支满、呕吐、乳痈。

4. 灵墟穴

【定位】位于人体的胸部，当第 3 肋间隙，前正中线旁开 2 寸。

【功用】主治咳嗽、气喘、痰多、胸胁胀痛、呕吐、乳痈。

5. 乳中穴

【定位】位于人体的胸部，当第 4 肋间隙，乳头中央。

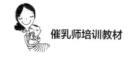

【功用】主治乳痈、少乳。

6. 膺窗穴

【定位】前正中线旁 4 寸，第 3 肋间隙中。

【功用】主治咳嗽、气喘、胸肋胀痛、乳痈。

7. 屋翳穴

【定位】在胸部，当第 2 肋间隙，距前正中线 4 寸。

【功用】主治咳嗽、气喘、咳唾脓血、胸肋胀痛、乳痈。

8. 天池穴

【定位】在胸部，当第 4 肋间隙，乳头外 1 寸，前正中线旁开 5 寸。

【功用】主治胸闷、心烦、咳嗽、痰多、气喘、胸痛、腋下肿痛、瘰疬疟疾、乳痈。

9. 天溪穴

【定位】在胸外侧部，当第 4 肋间隙，距前正中线 6 寸。

【功用】主治胸肋疼痛、咳嗽、乳痈、乳汁少。

10. 乳根穴

【定位】在胸部，当乳头直下，乳房根部，当第 5 肋间隙，距前正中线 4 寸。

【功用】主治咳嗽、气喘、呃逆、胸痛、乳痈、乳汁少。

11. 期门穴

【定位】在胸部，当乳头直下，第 6 肋间隙，前正中线旁开 4 寸。

【功用】主治食少、乳少、胃痛、呕吐、呃逆、食不化、泄泻。

12. 日月穴

【定位】在上腹部，当乳头直下，第 7 肋间隙，前正中线旁开 4 寸。

【功用】主治胁肋疼痛、胀满、呕吐、吞酸、呃逆、黄疸。

13. 中脘穴

【定位】在上腹部，前正中线上，当脐中上 4 寸。

【功用】主治胃脘痛、腹胀、呕吐、吞酸、痞积、肠鸣、便秘、产后血晕。

14. 渊腋穴

【定位】在侧胸部，举臂，当腋中线上，腋下 3 寸，第 4 肋间隙中。

【功用】主治胸满、肋痛、腋下肿、臂痛不举。

15. 云门穴

【定位】在胸外侧部，锁骨下窝凹陷处，距前正中线 6 寸。

【功用】主治咳嗽、气喘、胸痛、乳痈、少乳。

16. 中府穴

【定位】在胸外侧部，云门下 1 寸，平第 1 肋间隙处，距前正中线 6 寸。

【功用】主治咳喘、肺胀满、乳痈、产后乳汁不通。

四、催乳上肢常用腧穴

1. 曲池穴

【定位】在肘横纹外侧端，屈肘，当尺泽与肱骨外上髁连线中点（图 2-14）。

【功用】主治咽喉肿痛、齿痛、目赤痛、瘰疬、瘾疹、热病上肢不遂、手臂肿痛、腹痛吐泻、高血压、癫狂。

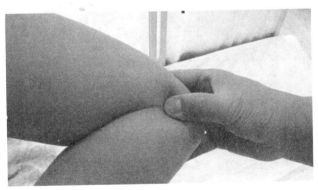

图 2-14　曲池穴

2. 合谷穴

【定位】位于手背，第 1、2 掌骨间，当第 2 掌骨桡侧的中点处（图 2-15）。

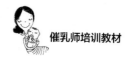
【功用】主治目赤肿痛、鼻出血、牙痛、牙关紧闭、口眼歪斜、耳聋、疟腮、咽喉肿痛、热病无汗、多汗、腹痛、便秘、经闭、滞产。

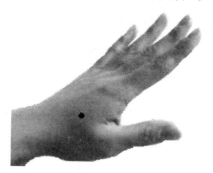

图 2-15　合谷穴

3. 少泽穴

【定位】小指尺侧指甲角旁 0.1 寸（图 2-16）。

【功用】主治乳痈、乳汁少、昏迷、热病等。

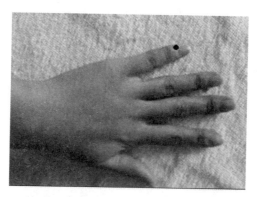

图 2-16　少泽穴

五、催乳下肢常用腧穴

1. 足三里穴

【定位】小腿前外侧，外膝眼下 3 寸，距胫骨前缘一横指（图 2-17）。

【功用】主治胃痛、呕吐、腹胀、肠鸣、消化不良、下肢痿痹、泄泻、便秘、痢疾、疳积、脚气。为全身强壮要穴之一，能调节改善机体免疫功能，有防病保健作用。

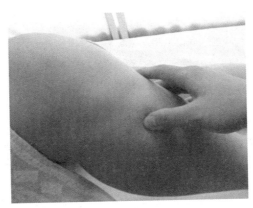

图 2-17 足三里穴

2. 血海穴

【定位】在大腿内侧，髌底内侧端上 2 寸，当股四头肌内侧头的隆起处（图 2-18）。

【功用】主治月经不调、经闭、痛经、崩漏、功能性子宫出血、带下、产后恶露不尽、贫血。

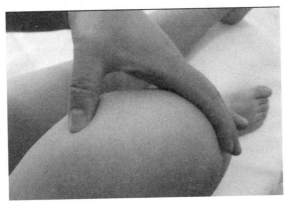

图 2-18 血海穴

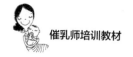
3. 丰隆穴

【定位】位于人体的小腿前外侧，外踝尖上 8 寸，条口穴外，距胫骨前缘 2 横指（图 2-19）。

【功用】主治咳嗽痰多、癫狂、下肢痿证、胃胀。

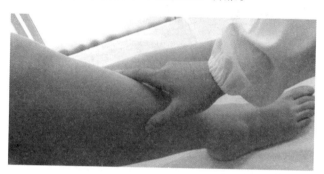

图 2-19　丰隆穴

4. 三阴交穴

【定位】在内踝尖直上 3 寸（图 2-20）。

【功用】主治月经不调、崩漏、带下、闭经、子宫脱垂、难产、产后血晕、恶露不尽。

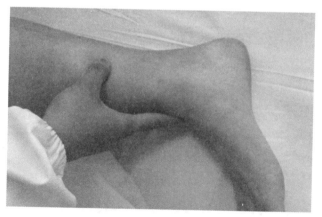

图 2-20　三阴交穴

5. 照海穴

【定位】位于足内侧，内踝尖下方凹陷处（图 2-21）。

【功用】主治月经不调、痛经、赤白带下、阴挺、阴痒。

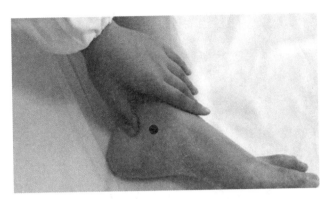

图 2-21　照海穴

6. 太溪穴

【定位】位于足内侧，内踝后方与脚跟骨筋腱之间的凹陷处（图 2-22）。

【功用】主治手脚冰凉、月经不调、关节炎、精力不济、手脚无力、风湿痛等。

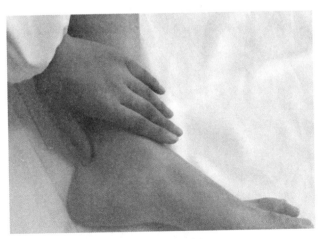

图 2-22　太溪穴

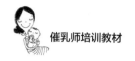

7. 太冲穴

【定位】位于足背侧，第1、2跖骨结合部之前凹陷处（图2-23）。

【功用】主治月经不调、癃闭、遗尿。

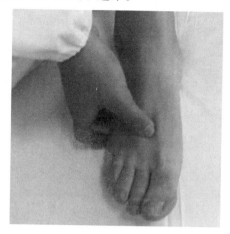

图 2-23　太冲穴

8. 涌泉穴

【定位】在足底部，卷足时足前部凹陷处，第2、3趾趾缝纹头端与足跟连线的前三分之一处（图2-24）。

【功用】主治失眠、多眠症、高血压、晕眩、焦躁、糖尿病、过敏性鼻炎、更年期障碍。

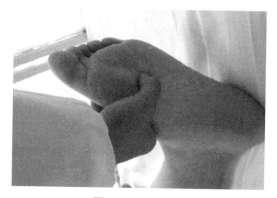

图 2-24　涌泉穴

六、催乳背部常用腧穴

1. 肺俞穴

【定位】在背部，当第 3 胸椎棘突下，旁开 1.5 寸（图 2-25）。

【功用】主治颈项拘急、肩背痛、咳嗽、气喘、感冒等。

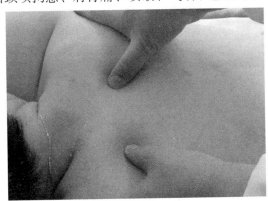

图 2-25　肺俞穴

2. 肝俞穴

【定位】在背部，当第 9 胸椎棘突下，旁开 1.5 寸（图 2-26）。

【功用】主治胃肠病、胸痛腹痛、肝病、老年斑、皮肤粗糙、失眠等。

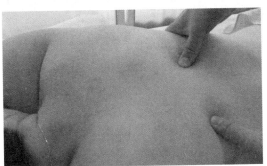

图 2-26　肝俞穴

3. 脾俞穴

【定位】在背部，当第 11 胸椎棘突下，旁开 1.5 寸（图 2-27）。

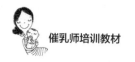

【功用】主治腹胀、黄疸、呕吐、泄泻、痢疾、便血、水肿、背痛。

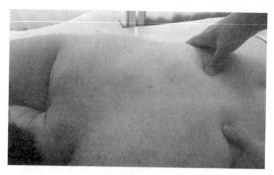

图2-27 脾俞穴

4. 肾俞穴

【定位】第2腰椎棘突下，旁开1.5寸（图2-28）。

【功用】主治遗尿、遗精、阳痿、早泄、月经不调、带下、不孕等。

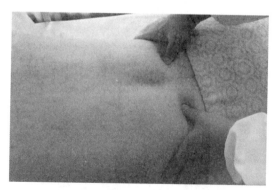

图2-28 肾俞穴

5. 神庭穴

【定位】位于人体的头部，当前发际正中直上0.5寸（图2-29）。

【功用】主治头痛、眩晕、目赤肿痛、溢泪、目翳、鼻渊、鼻衄、癫狂、痫证、角弓反张。

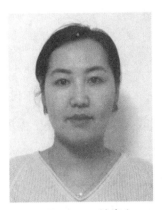

图 2-29 神庭穴

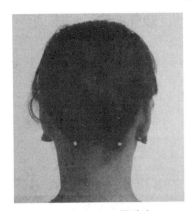

图 2-30 风池穴

6. 风池穴

【定位】在项部，当枕骨下，平风府穴，在斜方肌上端和胸锁乳突肌之间凹陷中（图 2-30）。

【功用】主治头痛、头重脚轻、眼睛疲劳、颈部酸痛、落枕、失眠、宿醉。

7. 肩井穴

【定位】在肩上，当大椎与肩峰连线的中点上（图 2-31）。

【功用】主治肩背痹痛、手臂不举、颈项强痛、乳痈、中风、瘰疬、难产、诸虚百损。

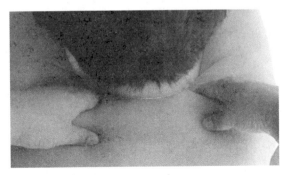

图 2-31 肩井穴

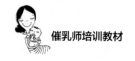

七、催乳按摩注意事项

乳房是非常娇嫩的部位，不能用蛮劲对乳房进行暴力挤压。暴力挤压不仅不能将阻塞的乳腺管疏通开，反而会使乳汁淤积更严重。在做催乳按摩时不仅要使用专业的催乳手法，还要注意催乳师的态度、仪容仪表，以及室内环境、温度等。

（1）室内保持一定温度，不可过凉过热。在严寒季节，催乳师的双手不可过凉，以免使产妇产生惊惧。

（2）催乳师的态度要和蔼，指甲要勤修剪，不要使用指甲油，每次催乳前要认真清洗双手。

（3）按摩时让产妇保持舒适的姿势，力求自然。按摩力度有适中，以免产妇疼痛，不配合按摩。

（4）产妇分娩后身体虚弱，剖宫产3天、顺产2天后方可按摩。若产妇产后大出血、急性乳腺炎不宜采用按摩来催乳。

（5）同产妇交流时要使用传递"正能量"的话语，让产妇有信心，不要说泄气的话让产妇担心焦虑，而影响乳汁分泌。

八、催乳方法小结

1. 方法一：早开奶，勤吸吮，按需哺乳

通过宝宝的吸吮，能有效地促进产妇雌激素的分泌，继而促进乳房内腺体分泌乳汁。

2. 方法二：按摩乳房催乳

进行催乳时，为了防止在按摩时损伤皮肤通常会先用介质（可选用香油等）对手和乳房进行润滑，然后用双手全手掌从乳房根部沿乳腺管，轻轻向乳头方向推抚，促进血液循环，疏通乳腺管。

3.方法三：产后喝催乳汤

三鲜汤、赤豆鲤鱼汤、猪蹄汤都是比较有效的催乳汤。过早喝催乳汤，会使乳汁下来过快过多，新生儿吃不了，不但浪费还会使产妇乳腺管堵塞而出现乳房胀痛。过晚喝催乳汤又使乳汁下来过慢过少，产妇会因无奶而心情紧张，泌乳量会进一步减少，形成恶性循环。其实宝宝刚刚出生时，胃容量较小，所需母乳并不是很多，如果乳汁分泌过多则易造成乳汁淤滞，使乳房出现胀痛，而且产妇过渡进补，会使得乳汁中脂肪含量太高，而刚出生的宝宝消化功能还不完善，这种含有高脂肪的乳汁不利于吸收，还容易引起宝宝腹泻。新妈妈生完孩子后吃催乳汤，最好是在生后1周再循序渐进进行。

催乳师手记

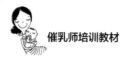

催乳师手记

第三节　催乳师健手操

全方位活动手指，不但能够疏通经络，还可有效地开发脑细胞。经常活动手指关节，可促进血液循环，提高手部关节灵活度；促进人体脑部发育；手上有很多和脑部关联的刺激点，多做手指活动，对脑部的发育具有很好的促进作用；提高精细动作能力，有助于加强催乳师专业技能训练，提高自身素质，提高手指的灵活性，更有助于提高催乳效果。

健手操准备步骤如下。（可播放舒缓音乐）

（1）全身放松，身体直立，收腹挺胸，提臀。

（2）面带微笑，双脚与肩同宽。

一、全臂运动

手臂伸直于胸前，掌心相对，做外展推手运动，双手外展180度，再于胸前手臂交叉，左右手臂轮流在上方做运动，重复4～8次（图2-32，图2-33）。

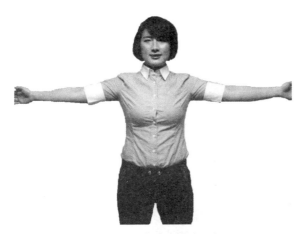 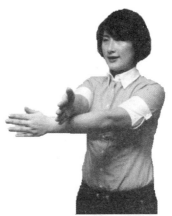

图2-32　全臂运动（一）　　　　图2-33　全臂运动（二）

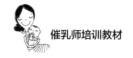
二、前臂运动

（1）握空拳，以肘为中心，向上屈肘 4 次，再向下，同时手臂伸直，做 4 ～ 8 次（图 2-34）。

（2）拳心相对，以肘为轴，左右摆动 4 次，顺逆旋转 4 圈（图 2-35）。

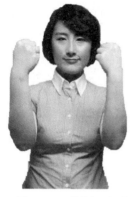
图 2-34　前臂运动（一）

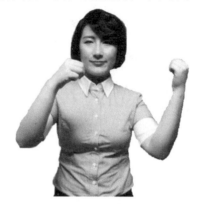
图 2-35　前臂运动（二）

三、腕部运动

（1）手臂伸直，同时屈伸手腕 4 ～ 8 次（腕关节屈向手心方向叫"屈"，仰向手背方向叫"伸"）（图 2-36）。

（2）手臂伸直，手心相对，同时摆动手腕 4 ～ 8 次，再顺逆旋转手腕 4 ～ 8 次。

（3）以手腕为中心，两手同时向内、向外旋转 4 ～ 8 次（图 2-37）。

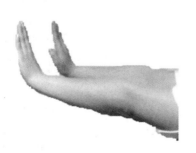
图 2-36　腕部运动（一）

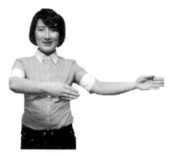
图 2-37　腕部运动（二）

四、手指运动

（1）双手掌心相对摩擦至微热，再手背摩擦至微热（图2-38）。

（2）十指指缝交叉4～8次，再做十指指腹叩击4～8次（图2-39）。

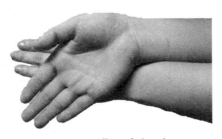

图2-38 手指运动（一）

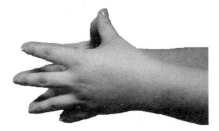

图2-39 手指运动（二）

五、肩周运动

双肩贴身，以肩为中心，由前向后，再由后向前做画圈运动，用臂的甩动带动肩关节活动，做4～8次。

六、颈部运动

（1）两手叉腰，头以颈为轴向左转80～85度，回中位，同样再以颈部为轴向右转，回中位。

（2）两手叉腰，头摆正，头向前倾45度左右，回中位，头再向后倾45度左右，回中位。

（3）头以颈为中心逆时针连贯摇转3圈，回中位（注意摇转时与颈椎轴心的偏离角度为40度左右就好，不宜过大，速度要慢），每摇转1圈的时间在3秒左右；之后再顺时针摇转3圈，回中位。以上为一个动作周期，反复做2～4次，不宜过多。

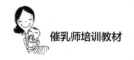

七、扩胸运动

两臂屈肘置于胸前，与地面平行，掌心向下。两臂用力向两侧摆臂，使胸部充分扩开。扩胸时吸气，屈臂时呼气。

八、腹式呼吸

双手重叠放于腹部丹田处，用鼻子慢慢深吸气，气入丹田，同时收腹，憋气稍停片刻，再慢慢用嘴均匀呼出，做 4 ~ 8 次。

催乳师手记

催乳师手记

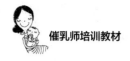

本章习题

1. 催乳按摩手法的基本要求是什么？

2. 催乳常用的腧穴有哪些？

3. 催乳按摩的注意事项有哪些？

4. 催乳常用的按摩手法有哪些？

第三章　乳房发育及哺乳常见问题

母乳是上天赐予新生儿的第一份礼物，没有任何食品能像母乳一样含有如此丰富的营养，如此适合新生儿尚未发育成熟的消化器官。由母亲亲自哺喂孩子，不但能增加母亲和孩子间的身体接触及情感交流，更能使母亲感受到与孩子间无法取代的独特关系，充分唤起母爱。同时，宝宝也可获得满足感和安全感，心情舒畅，这对促进宝宝大脑与智力健康发育极为有利。

【本章学习内容】

1. 了解乳房各期的发育情况。

2. 熟知乳房的位置及内外部结构。

3. 熟知乳汁的产生过程。

4. 掌握影响乳汁分泌的因素。

5. 熟知乳房在哺乳期的常见问题及处理措施。

第一节　乳房的发育

乳房是人类和哺乳动物特有的结构。男性乳房不发达，但乳头的位置较为恒定，多位于第 4 肋间隙或第 4 及第 5 肋骨水平，常作为定位标志。女性乳房随年龄增长出现不同的变化，于青春期后开始发育生长，妊娠和哺乳期有分泌活动。

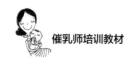
妊娠和哺乳期，乳腺生理性增生，乳房明显增大。停止哺乳之后，乳腺萎缩，乳房变小。老年妇女乳房萎缩。

一、各期的乳房变化及保健原则

人类乳腺仅有胸前的一对，来源于外胚层。自出生后，乳房的发育经历胚胎期、婴幼儿期、青春期、性成熟期、妊娠期、哺乳期以及绝经期等不同时期。在各个不同时期的变化中，机体内分泌激素水平差异很大，受其影响，乳房的发育和生理功能也各具特色。

1．胚胎期

人类乳腺的发育是在胚胎第一个月末开始，在第二个月时（胚胎已生长到11.5毫米大小）乳基线上可有多处上皮增厚，形成乳嵴。乳嵴可发展为多个乳腺始基。在第三个月时乳腺始基逐渐消退，只留下胸前一对乳腺始基继续发育，最后发育成为乳房。在胚胎第三个月末和第四个月初，乳腺始基可发育成球状，基底部向下生长，形成原始乳基芽，进一步延伸成索状结构，即输乳管原基。在胚胎6个月时，输乳管原基开始分支，形成15～20个突性的上皮索，深入真皮内。在胚胎第九个月时，分支的突性上皮索内开始出现空腔，即乳腺导管的雏形。它是由2～3层细胞围成，其末端出现数个基底细胞，形成小叶芽，此为乳腺腺泡的原始结构。在胚胎5～6个月时，在皮下可生长有5～12个乳晕腺。有趣的是，在胚胎生长到32～36毫米时，乳腺区非但不是一个隆起区实际上是一凹陷区，凹底有乳腺管开口。在出生后，乳头下方的结缔组织增生，使乳腺区突出，构成乳头，从外观看胸部一对乳房已基本形成。

如果在胚胎期其他区域的始基没有完全退化，就会遗留多乳头、多乳房畸形，临床称为副乳腺。但同时具有腺体组织和乳头的完全性副乳腺比较少见，临床最常遇到的是非完全性副乳腺。副乳腺的位置一般就在腹股沟到腋窝之间的连线上，多位于双侧腋下。若副乳有多处的乳腺残留，则会在从腋部到腹股沟的这条乳线上形成多处副乳，常见的为多乳头（图 3-1）。

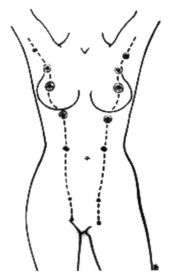

图 3-1　副乳头及副乳腺示意图

2. 婴幼儿期

乳腺基本上处于"静止"状态，60% 的新生儿在出生的 3 ~ 5 天内，乳头下肿胀，可触及 1 ~ 2 厘米的硬块，有少量的分泌物产生。

婴幼儿期保健原则：无论男婴还是女婴出生后都会有乳房肿大和泌乳的现象，这是由于婴儿在子宫内受母体激素的刺激所致。出现这种情况不要挤压新生儿的乳房，以免感染；随着母体的胎盘激素浓度在新生儿体内的逐渐降低，这种肿块和分泌物一般在 1 ~ 3 周后逐渐消失，个别婴儿可延续至 1 ~ 2 个月后才自行消退。

3. 青春期

青春期为男女乳房发育的黄金时期，乳晕颜色变深，乳头变大，乳腺组织增厚、外凸。因为青春期是性变化开始到性成熟的阶段，一般需要 3 ~ 5 年。此阶段到来的时间早晚，可因种族、地域的差异而有所不同；我国人群大多在 13 ~ 18 岁为青春发育期。

青春期的乳房发育过程与体内一些相关激素的作用有关，其中卵巢产生的雌

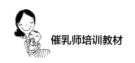

激素和孕激素是刺激乳腺发育的最直接因素。此时下丘脑产生一种激素，叫做促性腺激素释放激素，也叫黄体激素释放激素。这种激素可以刺激垂体产生两种激素，分别称为卵泡刺激素和黄体激素。在卵泡刺激素的刺激下，原始的卵泡逐渐发育成熟为囊状卵泡，可以分泌雌激素。这些雌激素可以诱导乳腺及生殖器官的发育和成熟。在月经初潮后的 1 ~ 2 年内，原始的卵泡并不排卵和生成黄体，因此下丘脑 – 垂体的功能并不成熟。此时卵巢来源于雌激素的刺激作用要强于黄体来源于孕激素的刺激。在雌激素的刺激下，乳腺导管上皮细胞分裂增殖，导管纵向延长，并形成分支，末端导管形成腺小叶的基芽，这些基芽以后将发育形成腺小叶。导管周围的结缔组织逐渐增多，弹性增大，血液供应和脂肪沉积也会增多。卵泡排卵后形成黄体，会产生孕激素。在雌激素和孕激素共同作用下，导管 – 小叶 – 腺泡结构逐渐发育完善。

在外观上，刚刚进入青春期时乳头会突起，但乳晕没有色素沉着。11 岁前后先在乳晕下方出现腺体结构，乳房开始从胸部隆起。以后腺体逐渐增多，乳房增大，乳晕出现色素沉着。13 岁前后乳晕增宽，色素沉着加重，乳头和乳晕开始呈锥形突出于乳房。约两年后乳房形成平滑的外观，乳头基部和乳晕不再突出。

青春期乳房的组织学改变与新生儿乳腺相似，但其范围广泛，整个乳腺导管系统及其周围的间质均有增生，其特点如下。

（1）腺管的增生与间质的增生成比例地增加。

（2）乳腺管的基底细胞增生成堆，形成腺泡芽，在雌激素的刺激下，实体的小腺管自溶形成有上皮的腺管。

（3）初次月经来潮，是性器官和乳房发育成熟的标志。乳腺导管延伸，分支增加，并有轻度扩大；但小叶尚未形成，皮下纤维组织和脂肪等间质与腺管成比例地大量增加。

（4）青春期男性乳房的发育晚于女性，发育的程度低而不规则，发育期短。不同女孩的乳房发育可以有很大差别。双侧乳房的发育进程也可略不同步。乳房发育初期，有些女性的乳房会有膨胀感，有的甚至感到疼痛或触痛，有的局部还会出现小结节，这是由于在这一时期乳腺组织对激素的敏感程度不均匀，导致乳房的不同部位的腺体发育不均匀，千万不要误以为是肿块而将其切除，随着乳腺的进一步发育和月经的来临，这些疼痛及小结节会自然消失。后期的乳房发育也可以出现一些结节。

青春期保健原则：抓住时机，协助发育。乳房的大小虽然和遗传有很大关系，但在此时打好基础也会出现超常发挥。我们可以在两方面努力，一是多做胸部运动，例如俯卧撑、游泳及各种球类运动，随时保持挺胸收腹；二是注意均衡营养，不偏食，特别是补充足够的脂肪和水分，并且一定要穿合适的胸衣。

4. 月经周期时的乳房变化

正常月经周期中性激素会发生周期性的变化，而正常的乳腺组织对这些激素的改变也会产生相应的反应，因此也会发生一些周期性的组织学和形态学改变。这些改变是理解某些乳腺良性疾病的基础。

乳房在月经前 7 ~ 10 天，受体内雌激素影响开始增大，到月经来潮激素水平下降，乳房逐渐复原，月经后 7 ~ 8 天恢复正常。这为经前增生期和经后复原期。乳腺在月经周期中随月经周期不同时期激素的变化而发生相应的变化。

（1）增生期。自月经结束后 7 ~ 8 天起到下次月经前 5 ~ 7 天。此时卵泡已接近成熟。在脑垂体产生卵泡刺激素（FSH）和黄体生成素（LH）刺激下，卵巢会产生高水平雌激素。雌激素合成和分泌很快达到极限，卵泡破裂，卵子排出，黄体发育，孕激素的产生开始增多。在黄体期的中期，黄体孕激素合成达到极点，雌激素分泌会出现第 2 个高峰。在雌激素和孕激素的先后及共同刺激下，乳腺导管会延伸和扩张，乳腺上皮会发生增殖，末端腺管分支也会增多，形成一些新的腺小叶。导管周围组织则可以出现轻度水肿。

（2）分泌期。增生期结束到月经来潮。此期开始时体内雌激素和孕激素水平还很高，但正在逐渐降低。腺管末端分支增多，腺管延伸，腺小叶变大，腺泡上皮细胞增生、肥大，分化成为有分泌功能的细胞，部分呈单层排列，腺泡细胞内出现一些脂肪滴，腺泡内会出现一些分泌物。导管周围水肿加剧，充血逐渐明

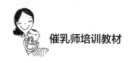
显，在月经来潮前 3 ～ 4 天血液供应增加达到极限，乳房体积也因此增大，有一些人可以非常明显。乳腺往往会变得明显厚韧，并可有胀痛、触痛。副乳腺也可以有这些变化。

（3）复旧期。月经来潮到月经结束后 7 ～ 8 天。体内雌激素和孕激素水平很低。上述改变相继退化，充血减轻，水肿吸收。此期变化以乳管末端及腺小叶退化复原最显著，腺泡上皮消失，分泌物不见，末端乳管及小乳管萎缩，上皮萎缩、脱落，乳管周围纤维组织紧缩呈玻璃样变（玻璃样变指细胞内过多的蛋白质引起细胞发生了形态学改变），淋巴细胞浸润减少，可见少量游走吞噬细胞。此期的乳腺以退行性变为主，同时乳腺组织被吸收，所以乳房变小而软。月经过后 5 ～ 7 天乳房的体积最小。此后进入新一周期的增生期。若增生后不再退化复原，可形成临床常见的乳腺增生症。

月经的周期无数次的重复，使乳腺总是处于这种增殖与复旧，再增殖、再复旧的周期变化中，乳腺增生患者表现尤为明显。

乳房的这些变化概括地说就是，月经结束后约 1 周进入增生期，下次月经来潮前约 1 周进入分泌期，月经来潮则意味着进入复旧期。如此往复。

（4）月经期保健原则。月经前一周内，远离辛辣刺激饮食，尽量吃清淡高纤维食物，以免激素过于活跃，加剧经期乳房胀痛。

5. 妊娠期

妊娠、哺乳期乳房会进一步发育，腺体会进一步分化。妊娠期间乳腺内的导管、小叶和腺泡都会大量生长，这种生长是在卵巢和胎盘产生的雌激素、孕激素以及胎盘催乳素、泌乳素、人绒毛膜促性腺激素的共同作用下形成的。怀孕 3 ～ 4 周时，在雌激素刺激下导管会变长和形成分支，并会有小叶形成。5 ～ 8 周时乳房会明显增大和沉重，出现表面静脉扩张及乳头和乳晕色素沉着。此后在孕激素的作用下小叶形成明显加速，并会超过导管的生长速度。在催乳素的作用下，腺泡内会出现初乳。妊娠的后半段时间，腺泡会越来越扩张，其内充满初乳。同时肌上皮细胞、结缔组织和脂肪组织也会增生。

妊娠期保健原则：宜进行孕期乳房按摩。在怀孕满 6 个月后进行，方法是用手托住乳房，自乳房底部开始向乳头方向按摩，同时揉捏乳头以增加韧性。

6. 哺乳期

分娩后，胎盘来源的催乳素、性激素会突然消失，卵巢来源的性激素也会突然减少。此时泌乳素已经占据主导地位，在产后第 2 ~ 3 天还会急剧上升。第 4 ~ 5 天腺泡和导管内已经充满分泌物，腺泡及小叶内导管明显增多、密集，腺管腔扩张增大，小叶间组织明显减少，腺泡上皮分泌活跃，部分上皮细胞由立方变柱状，细胞质富有分泌物而透明，细胞核圆，位于基底部；部分腺腔高度扩张，充满乳汁，上皮细胞扁平；有些则分泌物较少，为分泌物排出的表现。在泌乳素和婴儿吸吮乳头的刺激下，乳汁可以在一年左右的时间保持高水平的分泌量。此后产乳量会下降，一旦停止哺乳，数日内就可以停止泌乳。停止泌乳后乳腺组织会逐渐复旧，腺泡破裂，细胞崩解，细胞内分泌颗粒消失，扩大的导管变小或残存，间质增多，可见散在崩解的上皮细胞、吞噬细胞及间质内圆形细胞浸润。约需历时 3 个月至半年，乳腺方可恢复至非妊娠时的状态。乳房外观会变得松弛，可以出现皮肤皱褶，并可见到类似腹部妊娠纹的皮肤裂纹。分娩后如果没有哺乳，乳腺在数日后就可以迅速退化。

哺乳期保健原则： 产后乳汁容易淤积，造成乳腺小结，甚至急性乳腺炎。每次哺乳前，可揉一揉或热敷一下乳房，有助于疏通乳汁通路。哺乳时让婴儿多吸不适的乳房，可以促进乳房疾病的好转。

7. 绝经期

由于卵巢分泌的激素开始减少，乳房内的腺体将开始退化，乳房缺乏雌激素的刺激逐渐萎缩，腺体逐渐被脂肪组织代替，乳房体积变小，这种变化首先发生于乳腺小叶和腺泡，组织学上表现为：乳腺小叶不整、缩小，数目减少，继而小导管萎缩，上皮细胞减少以致消失，管腔狭窄，间质纤维化、胶原化，脂肪组织会大量填充，乳房的结节感越来越不明显。有些人甚至可能由于肥胖等原因反而使乳房更显丰满。不过此时的乳房都更趋下垂。

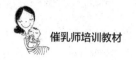
绝经期保健原则：此时乳房疾病发生率增高，应该定期做专业检查。对突然出现的异常感觉、乳房体积形态的改变、乳头溢液等情况，要立即就诊。

二、乳房的位置及形态

正常乳房位于胸部胸大肌的前方，其位置亦与年龄、体型及乳房发育程度有关。成年女性的乳房一般位于胸前的第 3～6 肋骨之间，内缘近胸骨旁，外缘达腋前线，乳房肥大时可达腋中线。乳房外上极狭长的部分形成乳房腋尾部伸向腋窝。

乳房的形态可因种族、遗传、年龄、哺乳等因素而差异较大。成年女性的乳房一般呈半球形或圆锥形，两侧基本对称，哺乳后有一定程度的下垂或略呈扁平，老年妇女的乳房常萎缩下垂且较松软。

三、乳房的结构

乳房的外部结构包括乳头、乳晕、乳房体三部分（图 3-2，图 3-3）。

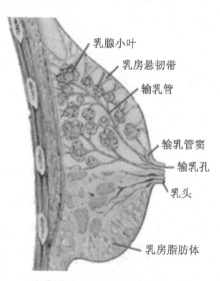

乳腺小叶
乳房悬韧带
输乳管
输乳管窦
输乳孔
乳头
乳房脂肪体

图 3-2　乳房纵切面示意图

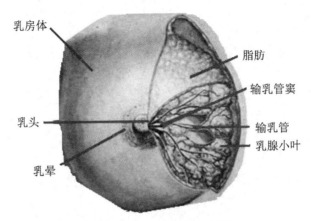

乳房体
脂肪
输乳管窦
乳头
输乳管
乳腺小叶
乳晕

图 3-3　乳房横切面示意图

1．乳头

乳房的中心部位是乳头，乳头直径为 0.1 ～ 1.5 厘米，表面凹凸不平，其上有 15 ～ 20 个输乳管的开口，为哺乳时乳汁排泄的出口。正常乳头呈筒状或圆锥状，两侧对称，表面呈粉红色或棕色，略指向外下。正常女性人乳头高出皮面，少数女性可因先天发育不良致乳头凹陷，严重的乳头内陷不仅影响美观，而且易发生感染，影响正常哺乳。

2．乳晕

乳头周围皮肤色素沉着较深的环形区是乳晕。乳晕环绕在乳头周围，其范围和色泽各异，青春期呈玫瑰红色，妊娠期、哺乳期色素沉着加深，呈深褐色。乳晕上有较多小粒状突出，为乳晕腺，它分泌皮脂，润滑乳头。乳头和乳晕的皮肤比较娇嫩，容易损伤。

3．乳房体

乳房部的皮肤在腺体周围较厚，在乳头、乳晕处较薄。有时可透过皮肤看到皮下浅静脉。乳房体大小与泌乳量无关。

根据乳房基底横径、乳房高度、乳房下垂程度，可以将乳房的形态分为：扁平型、半球形、圆盘形、圆锥形、下斜型和下垂型五种（图 3-4）。

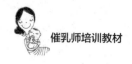
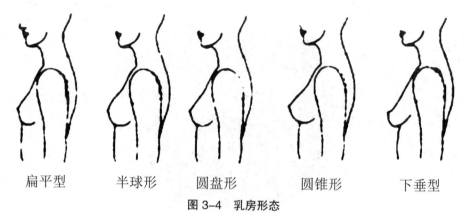

扁平型　　　　半球形　　　　圆盘形　　　　圆锥形　　　　下垂型

图 3-4　乳房形态

（1）扁平型。乳房前突的长度明显小于乳房基底的半径，乳房平坦，失去正常起伏的曲线轮廓。

（2）半球形。乳房前突的长度等于乳房基底的半径，形似圆锥形，乳房在胸前壁的隆起较骤然，边界明显，呈浑圆丰满状，卧位时仍能看到明显乳房曲线。这是一种最理想、最健美的乳房形态。

（3）圆盘形。乳房前突的长度小于乳房基底的半径，乳房稍隆起，形如碗盘状，边界不甚明显，站立与仰卧位乳房形态无明显变化。

（4）圆锥形。乳房前突的长度大于乳房基底的半径，乳房下缘与胸壁形成的角度小于 90 度，形成明显的乳房下弧线，站立时乳房高耸而微垂。

（5）下垂型。乳房前突的长度更加大，轴长 6 厘米以上，大于乳房基底半径，仰卧时乳房向外侧垂展，站立时下垂呈袋状。此型乳房多见于产后。

我国成年未孕女性乳房一般呈半球形或圆锥形，两侧基本对称，产妇的乳房往往两侧大小不等。老年女性的乳房常萎缩下垂且较松软。正常成年女性的乳房重量为 200 ~ 500 克不等。

4. 乳房的内部结构

乳房主要由腺体、导管、脂肪组织和结缔组织等构成，其内部结构有如一棵倒着生长的小树。

（1）腺体。乳房的腺体除乳晕外，均被脂肪组织包裹，并被结缔组织分隔成 15 ~ 20 个腺叶，以乳头为中心呈轮样放射状排列。每一个腺小叶可分成许多腺小叶，腺小叶由小乳管和相应的腺泡组成。一个乳房的腺叶数目是固定不变的，但小叶的数目和大小却可有很大的变化。

（2）导管。许多小乳管汇集成小叶间乳管，多个小叶间乳管汇集成一根整个腺叶的乳腺导管，又名输乳管。输乳管共 15 ~ 20 根，以乳头为中心呈放射状排列，汇集于乳晕，开口处在乳头，称为输乳孔。输乳管在乳头处较狭窄，后膨大为壶腹，称为输乳管窦，能储存乳汁。乳腺导管开口处为复层鳞状上皮细胞，狭窄处为移形上皮，壶腹以下各级导管为双层柱状上皮或单层柱状上皮，终末导管近腺泡处是立方上皮，腺泡内衬立方上皮。

（3）脂肪组织。乳房内的脂肪组织呈囊状包于乳腺周围，形成一个半球形的整体，这层囊状的脂肪组织称为脂肪囊。乳房内脂肪组织的多少是决定乳房大小的主要因素之一。整个乳房除乳晕外均为一层脂肪组织所包围，脂肪层的厚薄因年龄、生育等因素而导致个体差异很大。脂肪层较厚时，乳腺触诊呈均质感；较薄时由于直接触及腺体呈结节感。

（4）结缔组织。乳房的腺叶、导管和脂肪组织都由纤维组织包围，使乳腺包裹在胸大肌浅筋膜的浅深两层之间。另外一些位于筋膜浅、深两层之间的纤维组织在乳腺小叶间垂直走行，叫做"乳腺悬韧带"，能使乳房固定在胸大肌上，既可以保持乳房的活动性，又可以使乳房不至于下垂。乳头由致密的结缔组织及平滑肌组成，平滑肌呈环行或放射状排列。当有机械性刺激时，平滑肌收缩，可使乳头勃起，并挤压导管及输乳管窦排出其内容物。乳晕部有汗腺和皮腺，皮脂腺又称乳晕腺，其分泌物具有保护乳房皮肤、润滑乳头及婴儿口唇的作用。

乳房分为四个象限，即内上、内下、外上、外下。一般在做按摩之前需要给产妇做触诊，从外上象限、外下象限、内下象限、内上象限顺序来进行触诊，并在有肿块的象限做重点触诊（图 3-5）。

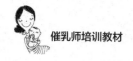
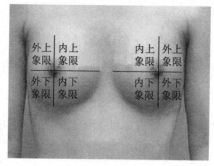

图 3-5　乳房象限

5. 乳房触诊方法

（1）检查方法。手指和手掌平放在乳房上，以指腹施压，旋转或滑动进行触诊。检查左侧乳房时，从外上象限开始沿顺时针分别触诊四个象限，检查右侧乳房时，从外上象限开始沿逆时针分别触诊四个象限，最后触诊乳头。检查乳房的硬度和弹性、有无压痛和包块。

要点提示：外上—外下—内下—内上

（2）注意的问题。

① 发现乳房内肿块时，应注意肿块的位置、形状、数量、大小、质地、边界、表面情况、活动度及有无压痛。

② 肿物是否与皮肤粘连，可用手指轻轻提起肿物附近的皮肤，以确定有无粘连。

四、乳房的生理功能

（一）哺乳功能

女性乳房作为制造、分泌乳汁的器官，哺乳是其最基本的功能。进入性成熟期的女子，每次排卵期乳腺都会增大、充血、增生。如果怀孕，乳腺会继续增长，产生更多的乳腺小叶，以满足未来哺乳的需要。乳腺腺泡和导管受内分泌激素的影响开始发育，腺泡分泌的乳汁通过输乳管从乳头流出进行哺乳。

乳汁的产生包括泌乳和排乳两个过程。二者是受神经内分泌调节的，其中人体内垂体是参与泌乳和排乳的最主要内分泌腺。在妊娠期卵巢和胎盘产生的雌激素和孕激素刺激腺泡和乳腺腺管的发育，但对垂体前叶分泌的催乳素有抑制作用，因此，在孕期乳房不分泌乳汁。当胎儿娩出、胎盘剥离后，雌激素和孕激素水平骤然下降，垂体开始分泌催乳素，促使腺泡分泌乳汁。这时产妇乳房有胀满感，但乳汁不会自行排出，要使哺乳成功还需通过泌乳反射和排乳反射来完成。

这两个反射能够成功建立，关键在于婴儿吸吮乳头的刺激。当婴儿出生第一次吸吮乳头时，吸吮刺激了乳头和乳晕区丰富的感觉神经末梢，将刺激传入垂体后叶，使之分泌催乳素。该激素随血循环到达乳房，作用于乳腺管周围的肌上皮细胞，使之收缩而排出乳汁，形成排乳反射。吸吮刺激引起另一部分神经冲动直接传到垂体前叶，使之分泌催乳素，刺激腺泡继续分泌乳汁。一般在婴儿每次吸吮的数分钟内，血中催乳素量会增加10倍，为婴儿下次哺乳做好准备。因此，只要婴儿不断吸吮，乳汁就会持续不断源源而来。

如果产后不及时给婴儿哺乳，母亲乳头得不到吸吮刺激，上述两个反射不能建立，乳汁不能排出，继续泌乳将受到抑制，乳汁的产生也将受阻。因此，婴儿吸吮乳头的刺激是乳汁产生的关键，吸吮刺激越多，乳汁产生也越多。

（二）第二性征

乳房的隆起、发育是女性第二性征的重要标志，丰满、坚挺、圆润的乳房隆起于胸部，构成女性特有的曲线美，增强了女性自信。

（三）参与性活动

乳房作为人体性器官的一部分，参与了性生活的全过程。性活动中，在抚摩、亲吻等刺激下，乳房可产生一系列的变化。刺激乳头，能使平滑肌收缩，致乳头勃起、乳房胀满。乳头、乳晕分布着感觉敏锐的神经末梢，通过触摸、亲吻等动作予以物理刺激，促使神经兴奋，进而通过神经反射把刺激传送给相应的器官，引起整体的继发性反应，有利于和谐的性生活，从而增进夫妻之间的感情。

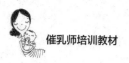

催乳师手记

第二节 开奶

通过按摩、饮食、药膳等方法使泌乳通畅的过程叫做"开奶"。简而言之,"开奶"就是新生儿降临人间以后开始的第一次喂奶,出生后半小时内就让新生儿吸吮乳头,以完成早开奶。顺产的产妇产后 24 小时内开奶,剖宫产的产妇产后 48 小时内开奶。切忌让非专业人士按揉,用力不当易损伤乳腺组织,遗留硬结。催乳师一般会采用中医点、按、压、揉等独特手法,促进乳汁有效排出、疏通乳腺,使乳胀、疼痛、硬结消失,帮助产妇顺利开奶。

一、开奶按摩手法

(1)用毛巾热敷 3 ~ 5 分钟(热敷,是理疗的一种方式,毛巾不可太热,以皮肤可忍耐的热度为准,以免烫伤。热敷疗法具有扩张血管、改善局部血液循环、促进局部代谢的作用,减轻疼痛)。将毛巾拧干,敷在乳房上,注意围成圆形,中间露出乳头,敷几分钟,待毛巾温度下降,就要重新泡入热水并拧干,再敷上,如此反复热敷。

(2)点按膻中、玉堂、屋翳、膺窗、乳根、灵墟、神封、天溪穴,每穴点按 1 分钟。

(3)环形按摩乳房。手掌置于乳房的上方、下方,以环形方向按摩整个乳房。

(4)螺旋按摩乳房。一手托住乳房,另一手食指和中指以螺旋形向乳头方向按摩,按摩手法轻重适度。

(5)梳理按摩乳房。一只手张开置于乳房侧面,另一只手五指微微张开,由乳房基底部向乳头方向梳理 3 ~ 5 分钟。

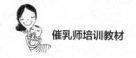

二、开奶后的主要事项

1. 树立母乳喂养的信心

不论乳房的形状、大小如何，都能制造出足够的乳汁。许多新妈妈不相信只靠自己的乳汁就能喂饱宝宝，树立母乳喂养的信心、有恒心很重要。

2. 让婴儿尽早吸吮，勤吸吮

婴儿的吸吮反射通常在出生第一小时内最强，建议产后半小时内开始哺乳，没有乳汁也要勤吸，这样才能促进乳汁分泌。尽早建立良好的喂养习惯，乳汁会越吃越多。

3. 避免乳头受伤

新妈妈的奶量不多，乳头娇嫩，很容易就被宝宝吸破乳头。为避免乳头受伤，喂奶时应让宝宝含住乳晕吸吮而不是仅仅含住乳头，控制好单侧的吮吸时间，如果乳头有受伤、破皮、皲裂或流血的现象，可以把乳汁挤出来或者用吸奶器吸出来，也可以带上乳头保护器喂养宝宝。

4. 通畅乳管，经常排空、防止奶胀

每次喂完奶后要把乳汁用吸奶器排空，防止乳汁淤积或发生乳腺炎。

5. 不过早进补

刚生完宝宝千万不能马上进补汤汤水水的补品，最好等到奶管通了（一周之后）再慢慢吃鱼汤、排骨汤、猪蹄汤。

6. 母婴同室、按需哺乳

母婴同室，要做到随时哺乳，婴儿想吃就给吃。尽量多休息，保持心情愉快。

第三节　哺乳期间乳房常见问题

母乳是宝宝最好、最健康的食物，宝宝出生后，把他喂得壮壮的，是每个母亲的心愿。可是，母乳喂养远没有想象的那么简单，乳头凹陷、皲裂，缺乳，乳汁淤积，乳腺炎，如何正确回奶都是哺乳期间常遇见的问题。

一、乳头内陷、扁平

乳头形态因人而异，有的母亲乳头扁平或内陷，会增加初期哺乳的困难。乳头内陷主要是先天性的，但也可由外伤或手术、乳腺肿瘤、乳腺炎后的纤维增生引起。实际上乳头对于哺乳并不重要，它的作用是引导孩子将乳晕全吸入口腔。所以乳头内陷的母亲在妊娠中期或婚后要将乳头提出超过皮肤表面，经常牵引，以利于产后哺乳。喂奶时可先用手指轻轻按摩一下乳头，使其凸出一点。最有效的办法是用手将胀满的乳房中的乳汁挤掉一些，使得乳晕区变得比较柔软，再用拇指和食指将乳晕区压成扁平形态，使乳晕和乳头形成"乳头"，这样，婴儿就容易吸住了。乳头内陷局部难以清洗，易存积污垢、继发感染，引起炎症，妨碍哺乳，因此要注意日常清洁卫生。

1. 乳头凹陷的原因

（1）平时的衣着过紧。在乳房发育期，如果穿戴的内衣过紧，衣服对乳头形成压迫，很容易使得乳头凹陷。

（2）对于乳罩的使用不当，穿戴的乳罩过紧，或者在乳房没有完全发育好的情况下，过早使用乳罩，都会引起乳头的凹陷。

（3）乳头凹陷也与遗传相关。医学研究，乳头凹陷的女性遗传给下一代的概率也很大。

2. 乳头凹陷分三型

Ⅰ型：部分乳头内陷，乳头颈部存在，能轻易被挤出，挤出后乳头大小与常人相似。

Ⅱ型：乳头完全凹陷于乳晕之中，但可用手挤出乳头，乳头较正常小，多半无乳头颈部。

Ⅲ型：乳头完全埋在乳晕下方，无法使内陷乳头挤出。

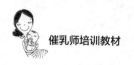
无论哪一种类型的乳头凹陷（图3-6），都会影响哺乳，而且由于局部不易清洗，常会引起局部感染。

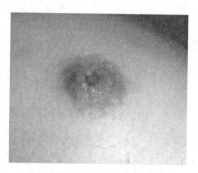

图 3-6　乳头内陷

3. 改善产妇乳头凹陷、扁平的纠正方法

十字操训练可促使乳头凸起，以便婴儿吸吮，一般让婴儿吸吮 7 ~ 10 天后，产妇乳头凹陷等症状可改善（图3-7，图3-8，图3-9）。

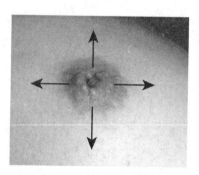

图 3-7　十字操示意图

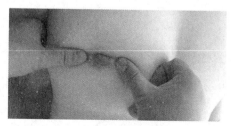

图 3-8　十字操方法（一）

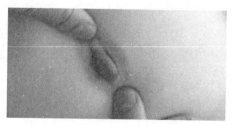

图 3-9　十字操方法（二）

（1）乳头伸展（十字操）训练。用两拇指或食指放于乳晕处，缓缓下压，向两侧平拉乳晕皮肤及皮下组织，使乳头向外突出，重复多次。

将两拇指分别在乳晕上下侧，对乳头做纵向牵拉。每日 2 ~ 3 次，每次 5 分钟左右。

（2）乳头牵拉训练。用一只手托住乳房，另一只手的拇指、食指捏住乳颈外侧，向外持续或间断牵拉乳头，双侧乳头交替进行，以增强乳头的弹力。每次 5 ~ 10 分钟，每日 2 ~ 3 次（图 3–10）。

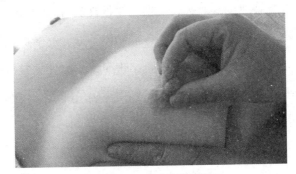

图 3-10　乳头牵拉训练

（3）乳房按摩。催乳师用小鱼际或中指指腹轻轻围绕乳头均匀按摩，每日一次，每次 5 分钟（图 3–11）。

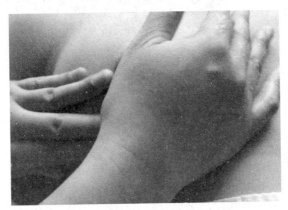

图 3-11　乳房按摩

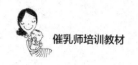
（4）点按膻中、乳根、肩井、合谷等穴：时间 1 分钟。

乳头凹陷、扁平是可以进行母乳喂养的，只要坚持做乳头伸展训练、乳头牵拉训练即可。

二、乳头皲裂（裂口）

乳头皲裂多是由于哺乳时婴儿含接乳头的方式不正确，没有把大部分乳晕含入口中造成的。开始喂奶的头几天，母亲会觉得乳头有些刺激，持续几秒后就会消失，这是正常现象。但如果感觉乳头疼痛始终不退，逐渐加重，说明乳头上可能有裂口。乳头是人体敏感的部位，一旦出现裂口，会感觉异常疼痛，有的母亲因耐受不了疼痛而放弃母乳喂养，母亲需要用正确的哺乳方式喂养，并加强乳头保护。

（1）喂养方法。给婴儿哺乳时，要让婴儿含住大部分乳晕，不能只含乳头（图3-12）。

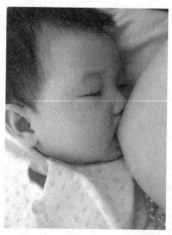

图 3-12　喂养含接

（2）哺乳后护理。每次哺乳之后挤几滴奶均匀地涂在乳头上并晾干，形成保护膜，可起到保护乳头的作用。

（3）清洁方法。乳房清洁只能用温开水，不宜用酒精、肥皂、洗涤剂等。擦拭时可选用纱布或专用毛巾，并注意消毒。

（4）哺乳完毕后切勿从婴儿口腔内强拉出乳头，可用手指轻压婴儿下巴，阻止婴儿吸奶后再轻轻退出乳头。母乳不足应建议混合喂养，并正确指导母亲的营养膳食及心理护理和环境健康。

（5）母亲应穿宽松的棉制品内衣并可佩戴哺乳胸罩，型号要适宜，当胸罩潮湿时，应及时清洗并消毒。

（6）乳头皲裂可以采取这些措施。先喂健侧后喂患侧，尽量减少患侧吸吮次数，如患侧皲裂比较严重，不宜哺乳，应将奶水用吸奶器吸出，装入奶瓶喂养婴儿，并建议母亲就医。

三、乳少

（一）病因

正常哺乳期内，产妇情绪不稳定、精神不佳、环境不健康、睡眠质量不好、饮食不合理、宝宝长时间不在身边、体质弱及乳腺管发育不良均会影响乳汁分泌，造成乳汁不足，这是很多产妇面临的一大难题。若产褥期不能给予宝宝足够的乳汁及营养，则会直接影响宝宝的生长发育。

（二）常见乳汁不足的几种类型及相应的调理方法

1. 气血虚弱型

可分为气虚、血虚或气血两虚；有的气虚又有阴虚的症状；因为乳汁少宝宝不够吃，如果时间长了，这些妈妈着急上火，所以有的又有不同程度的肝气郁滞问题。以气虚为主的产妇多少气懒言，声音低微，动则出汗，面色苍白。以血虚为主的产妇营养吸收不良，多由产妇偏食或生产出血过多等导致。气血两虚为主的产妇既有气虚的症状，又有血虚的症状，即气虚和血虚同时存在，为气血双亏，这样的产妇严重的会出现皮肤干燥、手脚心干燥、颧红、神疲乏力、头晕耳鸣、

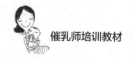
心悸气短、腰酸腿软等症状。

饮食调理以益气补血、健脾通乳为主，可参照以下食谱。

（一）赤豆酒酿蛋

配方	赤小豆 50 克，糯米甜酒酿 250 克，鸡蛋 4 个
制法	赤小豆加水煮烂，入甜酒酿，烧沸，打入鸡蛋，待蛋凝固后加红糖调味
功效	益气养血，祛瘀通乳
用法	每日 1 剂，分 2 次服食

（二）花生炖猪爪

配方	花生米 200 克，猪脚爪 2 只
制法	将猪脚爪洗净，用刀切开，放入锅内，加花生米、清水，用武火烧沸后，转用文火熬到熟烂
功效	益气养血通乳
用法	随量食用

气血虚弱型产妇的乳房保健及催乳方法如下

（1）催乳师把双手清洗干净，先对乳房进行热敷，选择一条纯棉的干净毛巾折成 2 ~ 3 层，浸入 50 ~ 60℃的热水中片刻，拧干取出，围于乳房上，但要避开乳头，热敷时要注意防止烫伤（图 3-13）。

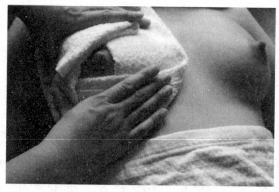

图 3-13　热敷乳房

（2）先用三指按揉膻中穴，时间为 1 ~ 1.5 分钟（图 3-14）。

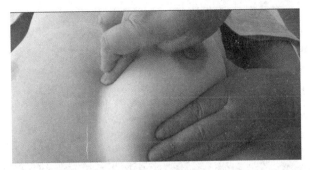

图 3-14　揉膻中穴

（3）按摩神封穴（图 3-15）、膺窗穴（图 3-16）、天池穴（图 3-17）、渊腋穴、乳根穴（图 3-18），每个穴位按摩 2～5 分钟，以点按穴位有酸、胀、麻、痛感为度。

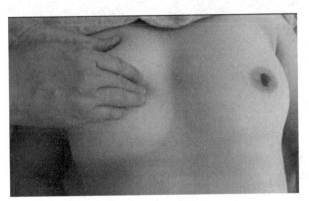

图 3-15　揉神封穴

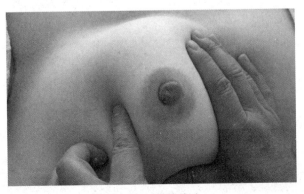

图 3-16　揉膺窗穴

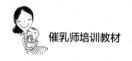
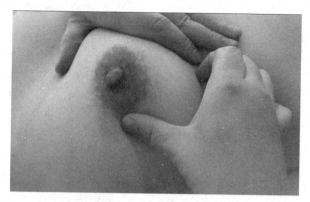

图 3-17　揉天池穴

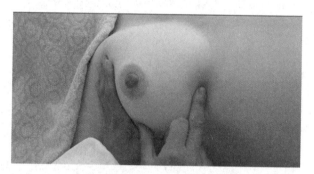

图 3-18　揉乳根穴

（4）涂抹按摩油或在操作时将产妇乳汁挤出做润滑剂。用环形揉法按摩乳房 2 ~ 3 分钟，从乳房基底部向乳头方向梳理 3 ~ 5 分钟，再用推揉等手法从乳房基底部向乳头方向呈 "米" 字形按摩，让乳腺管畅通，此步骤可根据产妇情况反复操作（图 3-19，图 3-20）。

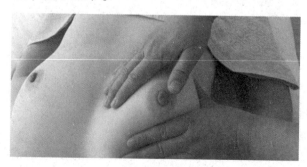

图 3-19　环形揉法按摩

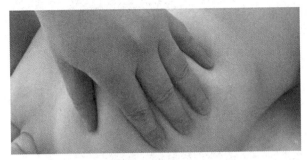

图 3-20　梳理手法

（5）点按云门穴（图 3-21）、中府穴（图 3-22）、足三里穴（图 3-23）、曲池穴（图 3-24）、合谷穴（图 3-25），每个穴位点按 5 分钟。

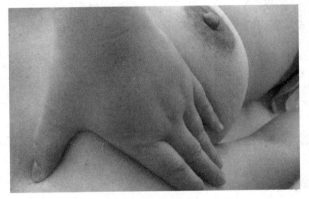

图 3-21　云门穴

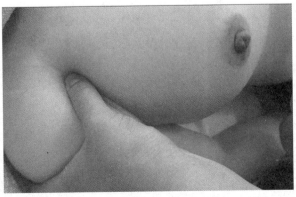

图 3-22　中府穴

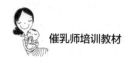

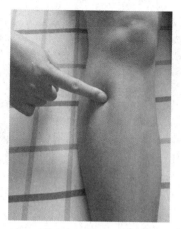

图 3-23　足三里穴

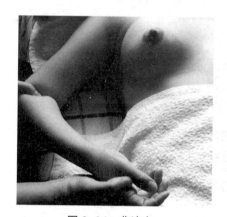

图 3-24　曲池穴

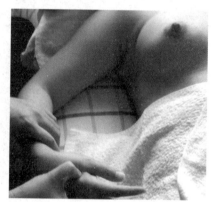

图 3-25　合谷穴

（6）产妇俯卧,点按背部肺俞穴(图 3-26)、膈俞穴(图 3-27)、脾俞穴(图 3-28)、肾俞穴（图 3-29 ）。每个穴位点按 1 分钟,刺激强度以穴位有酸、胀、痛感为度。

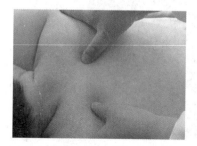

图 3-26　点按肺俞穴

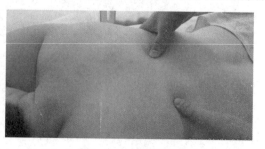

图 3-27　点按膈俞穴

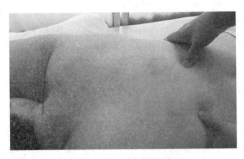
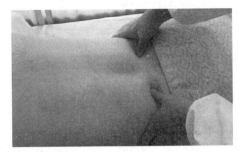

图 3-28 点按脾俞穴 　　　　　图 3-29 点按肾俞穴

（7）用捏法自上向下捏产妇脊部 3 ~ 5 遍。

（8）用双手拿捏产妇肩井穴 3 ~ 5 次，操作完毕后请产妇喝杯温开水（图 3-30）。

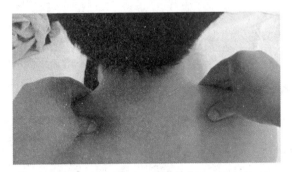

图 3-30 拿肩井穴

2. 肝郁气滞型

肝郁气滞型缺乳是指产妇在哺乳期内，因精神抑郁，或者产后情绪不佳，造成气机不畅，阻碍乳汁运行不畅，虽乳房硬邦邦但乳汁分泌很少或没有乳汁。分肝气郁滞和肝郁化火两种类型。

肝气郁滞型产妇主要症状为乳房胀痛、乳汁少或无乳汁、脾气急躁、乳汁浓稠。

肝郁化火型产妇主要症状为食欲不振、不寐、睡眠质量不好、睡梦多、大便干燥等。

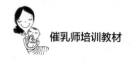
饮食调理以疏肝解郁，通络下乳为主，可参照以下食谱。

（一）金针炖肉

配方	干黄花菜 30 克，猪瘦肉 250 克
制法	将瘦猪肉切成小块，与黄花菜一起放入锅内，加水适量，炖熟，调味即可
功效	宣郁通乳
用法	佐餐分 3 次吃完，5 日为 1 个疗程

（二）海带佛手浆

配方	豆浆 300 克，海带 60 克，佛手 10 克
制法	海带、佛手加水适量，煎煮 30 分钟，再入豆浆煮 30 分钟
功效	行气解郁，散结通乳
用法	1 次饮服，每日 1 次，连服 5 日

肝郁气滞型产妇的乳房保健及催乳操作方法如下。

（1）产妇仰卧位或坐位，催乳师将双手清洗干净并搓热，涂抹按摩油。

（2）用三指按揉膻中穴 1 分钟。

（3）按摩穴位：乳中穴、乳根穴、天池穴、膺窗穴（图 3-31）、渊腋穴（图 3-32）、神封穴，各 2 ~ 5 分钟，以穴位处酸、胀、痛为度。

（4）用拇指、食指、中指轻轻地拿捏乳头，模仿婴儿吸吮的样子，持续时间为 2 分钟。

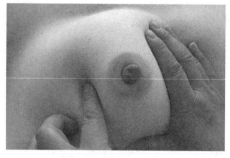

图 3-31　膺窗穴

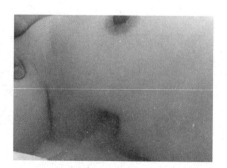

图 3-32　渊腋穴

（5）用五指从乳房基底部向乳头方向梳理 3 ~ 5 分钟，再用推揉等手法从乳房基底部向乳头方向成米字型按摩（图 3-33）。

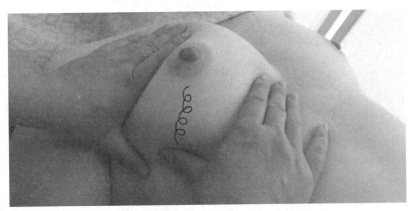

图 3-33 从乳房基底部向乳头推揉

（6）掐少泽穴 5 次（图 3-34）。两手放于胁肋两侧，搓摩胁肋 1 分钟。

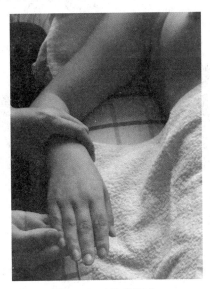

图 3-34 掐少泽穴

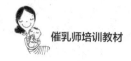

（7）点按期门穴 3 次，点按太冲穴 2 分钟（图 3-35）。

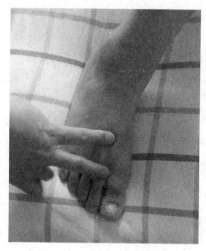

图 3-35　太冲穴和行间穴

（8）让产妇俯卧，拿捏肩井穴 3 次，再由上至下叩打后背 3 遍（图 3-36）。

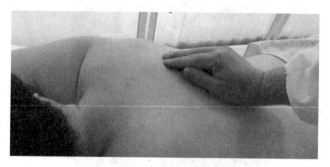

图 3-36　叩打背部

3. 脾胃不和型

表现为有口气、腹胀、大便或干或稀，夜眠欠安、头部出汗，皮肤干燥无光泽，乳汁清少。

饮食调理以健脾开胃补血为主。

（一）鲫鱼通乳汤

配方	鲫鱼 500 克，通草 9 克，猪前蹄 1 只
制法	鲫鱼洗净，猪蹄洗净。二者与通草一起加水同煎，熟后去通草
功效	益气健脾，通经下乳
用法	饮汤吃肉，随量食用

脾胃不和型产妇的乳房保健及催乳操作方法如下。

（1）产妇仰卧位或坐位，先热敷乳房。催乳师将双手清洗干净并搓热，涂抹按摩油。

（2）用三指按揉膻中穴 1 分钟。

（3）按摩穴位：玉堂穴（图 3-37）、乳中穴、乳根穴、天池穴、天溪穴、屋翳穴（图 3-38）、膺窗穴、渊腋穴（图 3-39）、中脘穴（图 3-40），各 2 ~ 5 分钟，以穴位处酸、胀、痛为度。

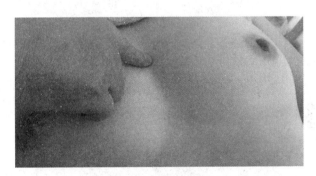

图 3-37　按揉玉堂穴

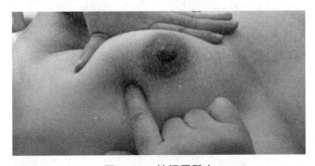

图 3-38　按揉屋翳穴

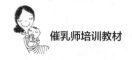
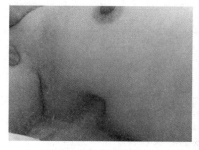

图 3-39　揉渊腋穴

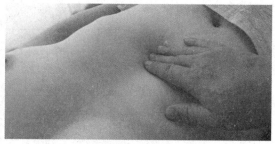

图 3-40　揉中脘穴

（4）用大拇指点揉足三里穴（图 3-41）、三阴交穴、血海穴（图 3-42）、丰隆穴、涌泉穴（图 3-43），每穴 1～2 分钟。

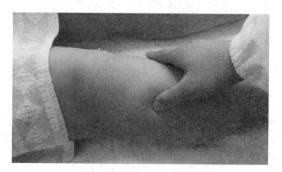

图 3-41　足三里穴

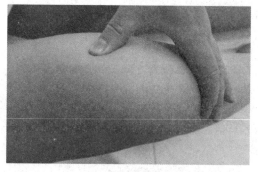

图 3-42　血海穴

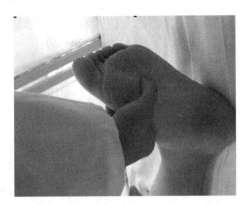

图 3-43　涌泉穴

（5）背部肺俞穴、肝俞穴、脾俞穴、胃俞穴、肾俞穴各按揉 1 ~ 2 分钟。最后拿肩井 3 ~ 5 次，结束后让产妇喝杯温开水。

四、乳汁淤积（乳腺堵塞）

1. 病因

造成乳汁淤积的原因主要有分娩后哺乳不及时、哺乳方法不当、产妇营养过剩、乳汁分泌过多；分娩后产妇情绪不畅，肝郁气滞，导致乳汁运行受阻。此外，乳腺管不畅通及产妇营养搭配不合理等均会造成乳汁淤积。

2. 临床表现

乳房肿胀、疼痛、肿块可以移动、局部发热，产妇可伴有全身畏寒、发热等症状，与肿块对应的乳腺管堵塞，乳汁不易排出，给婴儿喂养带来难度。

3. 饮食调理

乳汁淤积以疏通乳腺管为主，其间饮食以清淡为主。如，吃小米粥、蔬菜，适当补充温开水，撤火排毒。

4. 通乳操作方法

催乳师可用乳汁淤积操作方法让乳脉通畅。每次操作后哺乳时应让婴儿先吸

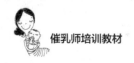

呗乳腺管堵塞相对重的一侧乳房，有利于疏通乳腺管，患侧（或重侧）吸空后再吸健侧（或轻侧）。注意正确的哺乳方法，有利于康复。

（1）产妇端坐，催乳师站立在产妇身后，左手扶住产妇肩膀，右手五指呈伞状展开，稍用力，由前额开始，从神庭穴移到百会穴，再移到风池穴，反复5～8次。

（2）涂抹介质油，适量。

（3）轻侧乳房先热敷3～5分钟。五指从乳房基底部向乳头方向施以梳法3～5分钟；用手掌大鱼际在乳晕及四周做环形揉法一圈；从乳房基底部到乳晕，沿乳腺管方向呈米字型施以指揉法，"揉三通一"；最后对乳房施以放松的摩法按摩。

（4）患侧乳房先热敷3～5分钟。用指揉法在乳头和乳晕处按揉，使乳晕周围柔软后，以米字型手法将乳汁逐渐排出。接着，在乳晕外侧到乳头处用指揉、指摩、指梳等方法按摩，直到乳块消失，淤奶排出。最后从乳房基底部向乳头方向做掌揉法、指揉法、摩法等。双侧乳房淤积者，先做乳汁淤积轻的一侧后做重侧，以让产妇逐渐适应（图3-44）。

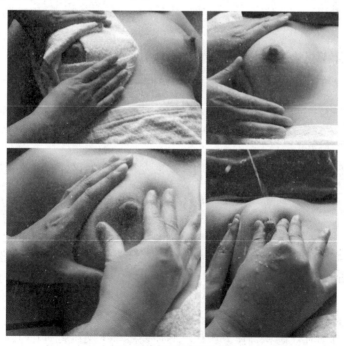

图3-44　乳汁淤积操作

（5）用点按法点按膻中、乳中、乳根、天池、膺窗、神封、曲池、合谷、少泽等穴位，每一穴位点按 5 次。

按摩结束后可让婴儿先吸空重侧乳房的乳汁，后吸空轻侧乳房的乳汁（或用吸奶器吸空）。

五、乳腺炎

乳腺炎是指乳房的化脓性感染，由细菌（主要是金黄色葡萄球菌等）经过乳头皲裂处或者乳腺管侵入乳腺组织所致（图 3-45）。常见于初产妇，一般发生在产后第 3 ~ 4 周，患乳腺炎后应停止母乳喂养。

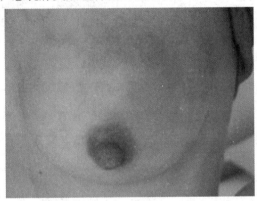

图 3-45　乳腺炎

1. 病因

（1）乳汁的淤积：乳汁淤积致使入侵细菌生长繁殖。

乳汁淤积的原因如下。

① 乳头过小或内陷，妨碍哺乳。孕妇产前未能及时矫正乳头内陷，婴儿吸乳时困难。

②乳汁过多，排空不完全。产妇没有及时将乳房内多余乳汁排空。

③ 乳管不通。乳管本身有炎症，或由于肿瘤及外在压迫所致，胸罩脱落的

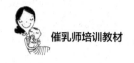

纤维亦可堵塞乳管。

（2）细菌的侵入。

① 乳头内陷时婴儿吸乳困难，易造成乳头周围的破损，细菌沿破损处入侵是造成感染的主要原因。

② 婴儿经常含乳头而睡，也会使婴儿口腔内的细菌直接侵入并蔓延至乳管，继而扩散至乳腺间质引起化脓性感染。

2. 乳腺炎的三个阶段

（1）初起阶段。初起常有乳头破裂，哺乳时感觉乳头刺痛，伴有乳汁淤积不畅或结块，有时可有一两个乳管阻塞不通；继而乳房局部肿胀疼痛，结块或有或无，伴有压痛，皮色不红或微红，皮肤不热或微热。全身症状不明显，或伴有恶寒发热、胸闷、头痛、烦躁易怒、食欲不振。

（2）成脓阶段。患乳房肿块不消或逐渐增大，局部疼痛加重，或有搏动性疼痛，甚至持续性剧烈疼痛，伴有明显的触痛，皮色红，皮肤灼热，并有壮热不退、口渴思饮、恶心厌食症状、同侧腋窝淋巴结肿大有压痛感。乳房红肿热痛至第 10 天左右，乳房肿块中央渐渐变软，按之应指有波动感，局部水肿、发热，压痛明显，穿刺抽吸有脓液，有时脓液可从乳窍中流出，全身症状加剧。

（3）溃后阶段。当急性脓肿成熟时，可自行破溃出脓，或手术切开排脓。若脓出通畅，则局部肿消痛减，则发热、恶寒症状消失，疮口逐渐愈合。若溃后脓出不畅，肿势不消，疼痛不减，身热不退，可能形成袋脓，或脓液波及其他乳络形成传囊乳痈。亦有溃后乳汁从创口溢出，久治不愈，形成乳漏。

3. 乳腺炎的临床表现

（1）急性单纯乳腺炎初期表现主要是乳房胀痛，局部皮温高、压痛，出现边界不清的硬结，有触痛感。

（2）急性化脓性乳腺炎表现为局部皮肤红、肿、热、痛，出现较明显的硬结，触痛加剧，同时病人可出现寒战、高热、头痛、无力、脉快等全身症状。此时腋下可出现肿大的淋巴结，有触痛，实验室检查白细胞计数升高，严重时可合并败血症。

（3）脓肿形成。由于治疗措施不当或病情进一步加重，局部组织发生坏死、液化，大小不等的感染灶相互融合形成脓肿。脓肿可为单房性或多房性。浅表的脓肿易被发现，而较深的脓肿波动感不明显，不易被发现。如果乳腺炎病人全身症状明显，局部及全身药物治疗效果不明显时要注意进行疼痛部位的穿刺，根据脓液或涂片中发现的白细胞来明确脓肿的诊断。

（4）乳房疼痛。乳房的疼痛伴有触痛，这些是乳腺的炎症性表现，多见于急性乳腺炎和乳腺脓肿。如果乳房局部疼痛的话，那么这应该与月经周期有关，一般多见于乳腺的单纯性和囊性增生。

4. 乳腺炎的危害

患乳腺炎后，若治疗不当有很大的危害性，脓肿就有可能穿破胸大肌筋膜前疏松结缔组织，形成乳房后脓肿；或乳汁自创口处溢出而形成乳漏；严重者可发生脓毒败血症。

5. 乳腺炎按摩方法

（1）操作前清洗双手、修剪指甲，病人平卧，涂抹润滑油（可用橄榄油）。用手指顺着乳头方向轻轻揉推按摩，使乳汁流向开口，并把乳汁排出或用吸奶器吸出，以疏通阻塞的乳腺管口，吸通后应尽量排空乳汁，勿使其淤积（图3-46）。

注意拇指着力点在于向前推进，而不是向下压。两手要轻柔，避免顶触乳房增加病痛。根据病情，每日 1 ～ 3 次，每次 30 分钟，每侧 15 分钟。

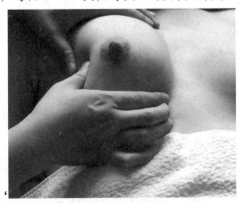

图 3-46　按摩乳房

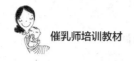
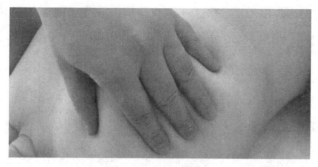

图 3-47　疏通乳腺管

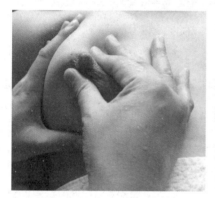

图 3-48　对捏乳房

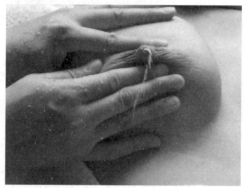

图 3-49　排出部分乳汁

（2）待乳腺管开口疏通后，轻拉乳头数次，一手托起乳房，另一手拇指与其余四指分开，五指屈曲，拇指指腹由乳根部顺乳管走向向乳晕方向推进，另一手食指于对侧乳晕部配合帮助乳汁排出（图 3-47，图 3-48，图 3-49）。

6. 乳腺炎的预防

乳腺炎给产妇尤其是初产妇带来很大的痛苦，所以要注意乳腺炎的预防。

（1）孕期按摩保健。怀孕 6 个月左右就要开始以上的按摩，每日坚持，不仅可以疏畅乳腺，使哺乳期减少疼痛，还可以降低哺乳后乳腺炎和乳腺癌的发病概率。

（2）避免乳汁淤积。分娩后，在乳腺管未通的情况下不要过早服用催乳汤。每次喂完宝宝之后要及时地排空双乳。产妇饮食要营养合理、均衡，不要营养过剩。产妇要保持心情舒畅、愉悦。

（3）防止乳头损伤，有损伤时要及时治疗。每次喂完宝宝后，不要用力地把乳头从宝宝口中拉出，应用食指轻压宝宝下颌，待其小嘴自然张开后再把乳头小心地从口中移出。

（4）不要给孩子养成含乳头睡觉的习惯。很多母亲在给孩子喂养母乳的时候，总是习惯于让孩子含着乳头睡觉，这是导致哺乳妇女患乳腺炎的重要原因。

（5）多吃粗粮。多吃全麦食品、豆类和蔬菜，控制动物蛋白的摄入，同时注意补充适当的微量元素。

（6）热敷。局部热敷，或用鲜蒲公英、银花叶各 60 克洗净加醋或酒少许，捣烂外敷，用宽布带或胸罩托起乳房。

六、退奶

退奶就是在产妇已经开始分泌乳汁的情况下，采取人工的手段，使乳腺停止分泌乳汁。目前各大医院不建议产妇吃退奶药或打退奶针来退奶，主张以"自然退奶"方式为主。

1. 自然退奶

产妇逐渐减少喂奶的次数，缩短喂奶时间，原来 1 天要喂宝宝 8 次母奶，可逐渐减为 6 次、4 次，其余的以婴儿配方奶代替，如此一来，乳汁分泌量自然就会逐渐减少。注意少进汤汁及下奶食物，使乳汁分泌量逐渐减少，直至全无。

2. 药物退奶

正常退奶时，如果奶水过多，自然退奶效果不好，可采用药物退奶。

（1）维生素 B_6。产妇口服维生素 B_6，每日 600 毫克，有 93% 的人在一周内退奶成功。

（2）己烯雌酚。己烯雌酚是一种人工合成的雌激素，小剂量应用能刺激垂

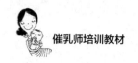

体前叶促性腺素分泌，大剂量应用能抑制垂体前叶促性腺激素和催乳素的分泌，故能用它来退乳。退乳的剂量为 5 毫克，一日三次，共服 3 ~ 5 天。已烯雌酚退乳功效显著而又确切，并可根据乳胀程度停用或递减，不需要其他辅助治疗。

3. 食物退奶

退乳期间不要让宝宝吸吮乳头，可以冷敷乳房，限制液体摄入量。同时多吃一些辅助退奶的食物，如刀豆、韭菜等。

（1）豆浆。豆浆、砂糖各适量。砂糖入豆浆内，混合服用。

（2）花椒。花椒 6 克，加水 400 毫升，浸泡后煎水浓缩为 200 毫升，加入红糖 30 ~ 60 克，于退奶当天趁热一次饮下，每天一次，1 ~ 3 天可退奶。

（3）八角茴香。八角茴香 10 克，煮汁服，每天 2 次，连服 3 天。

（4）麦麸。小麦麸 10 克，红糖 50 克，将麦麸放入锅内炒黄后，加糖再炒，趁热吃，要常吃。

4. 中医回乳验方

（1）炒麦芽 30 ~ 60 克，生山楂 20 ~ 30 克，一同煎至一小碗，随时饮用，每日一剂。3 ~ 4 天即可退奶。

（2）神曲、蒲公英各 30 ~ 60 克，水煎，分两次服，每日一剂。并趁热将药渣用纱布包好，放在乳房上热敷 15 ~ 30 分钟。

（3）粳米 100 克，炒麦芽 30 克，枳壳 6 克，红糖适量，先把炒麦芽、枳壳煎煮后去渣，放入粳米煮粥，等煮熟后放入红糖分两次服下。

（4）芒硝 250 克，加入适量开水将其融化，用纱布或干净的毛巾蘸药液，热敷于双乳，再用胸罩束紧，早晚各一次。对于泌乳功能建立已超过 10 日或两周以上者，可以用芒硝退乳。停药 4 ~ 5 天后，还有泌乳现象，但分泌不多时，可以用雌激素治疗，会有很好的退乳效果。

5. 按摩退乳操作方法

退奶手法总的原则是以产妇不觉胀痛为度，同时配合退奶食物或中医回奶验方。

（1）操作手法和乳汁淤积相同。

（2）排奶以产妇不胀为度，乳汁排出三分之一，保留三分之二（图3-50）。

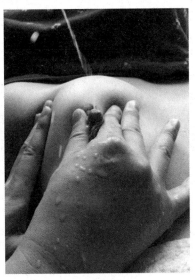

图3-50　排乳

（3）清洁乳房。

（4）指导产妇科学饮食，回乳期要停止喝催奶汤，以清淡为主。

（5）建议产妇喝炒麦芽水，以减少乳汁分泌。

催乳师手记

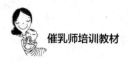
催乳师手记

第四节　影响乳汁分泌的因素

正常分娩的产妇中，约有 30% 的人发生缺乳，这是一个十分庞大的数字。而在剖宫产的产妇中缺乳发生率高达 80% 以上。缺乳的因素较多，最主要的因素有以下几种，其中绝大部分因素是产妇自己可以排除的。

一、乳房因素

1. 乳房的腺体组织

产妇泌乳量的多少与组成乳房的成分有关。乳房主要由脂肪、导管、结缔组织和腺体组成，但只有腺体组织有泌乳功能。所以，泌乳量的多少与乳腺组织成分成正比，与乳房的大小、形态无直接关系。乳房外形发育得再好，其内部主要是脂肪和结缔组织，有分泌功能的腺体组织很少，泌乳量自然不会很多；相反，乳房体积虽小，但有分泌功能的腺体组织很多，就可能分泌出足够的乳汁。

2. 乳腺管是否通畅

因为乳房内有很多腺泡，乳汁分泌后必须从乳腺管转到输乳管。其中的任何一个腺小叶或腺泡堵塞，都会影响乳管畅通，乳管不畅通又会影响乳汁分泌。如此恶性循环，就会让宝宝失去最营养的天然初乳。催乳按摩是畅通乳腺管的最好的方法，通过穴位按摩改善乳房血液循环，疏通乳腺管，避免乳汁淤积、乳房肿胀、乳腺炎的发生。

二、膳食平衡和生活习惯因素

韭菜、麦芽、人参等食物会抑制乳汁分泌。产后饮食宜清淡，不要吃那些刺激性的食品，包括辛辣的调味料、辣椒、酒、咖啡等。如果哺乳妈妈在喂奶期间

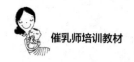

吸烟的话，尼古丁会很快出现在乳汁当中并被宝宝吸收。研究显示，尼古丁对宝宝的呼吸道有不良影响，因此，哺乳妈妈最好能戒烟，并避免吸入二手烟。哺乳妈妈应多吃营养丰富的食物和汤类，不仅应补充足量的蛋白质、糖、脂肪和水，还需要有丰富的矿物质和维生素，以增加奶量和提高奶质，满足婴儿成长需要及自身康复的需要。

三、精神因素

哺乳期焦虑、烦恼、恐惧、不安等情绪变化，会通过神经反射而影响乳汁的分泌与排出。为了能让宝宝尽情地享受天然的营养资源，产妇应保持精神愉快，充分休息，应有母乳喂养的自信心，相信会有足够的奶水喂养宝宝。另外，家人应积极配合，营造愉快和谐的氛围。

四、生理因素

身体健康是哺乳正常的基本条件，没有健康的身体，要维持正常的哺乳是很难的事情。如果产妇患严重的贫血，或有慢性消耗性疾病，如肝炎、结核、甲状腺疾病等，或分娩时失血过多，或难产、剖宫产、产后感染等，都会导致自身营养严重缺乏，乳腺增生，甚至出现良性肿瘤，很难维持正常哺乳。

五、喂养因素

1. 宝宝是否吸吮

吸吮是新生儿一出生就有的一种本能动作。新生儿对产妇乳头的吸吮刺激得越早，乳汁分泌得就越早。现在主张新生儿出生后半个小时内开始哺乳，虽然此时母乳尚未分泌，但这种刺激却给中枢神经系统一个泌乳信号。这种经常的、反复的刺激，是决定母乳量的关键所在。早吸吮、早刺激、母婴同室，有利于提高母乳的喂养率。

2. 喂奶方法

喂奶时应左右乳房轮换着喂，先吸空一侧乳房再换另一侧。下次喂奶应从上次喂奶时最后被吸的一侧乳房开始。如果母乳量多，孩子在 10 ~ 15 分钟即可吃饱。如果有多余的奶水应挤出，以利于乳房的排空和乳汁的再分泌。否则，乳房里常有剩余的乳汁，会使乳量越来越少，而且容易发生乳腺炎。

催乳师手记

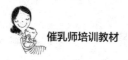

催乳师手记

本章习题

1. 乳房内部结构包括哪些？

2. 矫正乳头凹陷的操作方法有哪些？

3. 乳头皲裂怎样护理？

4. 开奶的操作方法是什么？

5. 乳少分几种类型？及操作方法是什么？

6. 乳汁淤积时的操作方法是什么？

7. 针对乳腺炎的按摩方法是什么？

8. 回奶方法有哪些？

第四章　母乳喂养

母乳是婴儿唯一最自然、最安全、最完整的天然食物。母乳喂养安全卫生，营养均衡。世界母乳喂养行动联盟组织发起一项全球性的活动，每年 8 月 1 ~ 7 日为世界母乳喂养宣传周，旨在促进社会和公众对母乳喂养重要性的正确认识和支持母乳喂养。世界卫生组织建议在婴儿出生后 6 个月内完全进行母乳喂养。

【本章学习内容】

1. 熟练掌握母乳的成分。

2. 熟练掌握母乳喂养的优点。

3. 熟练掌握催乳方法。

4. 熟练掌握催乳按摩注意事项。

第一节　母乳概述

母乳对新生儿来说不仅是最佳的营养来源，还是抵御感染的外源性免疫球蛋白的唯一来源。产后第一周内，母乳含有免疫球蛋白、干扰素和其他抗菌物质，可使新生儿胃肠道植入益生菌群。母乳含有各种生长因子、细胞因子和肠胃激素，能促进新生儿胃肠道保护屏障的发育，有利于胎粪的清除。母乳喂养在免疫和营养方面的价值是不可否认的，全球都在倡导母乳喂养。

一、母乳的成分

母乳是产后女性乳房产生的用做哺育婴儿的汁液，母乳内含有乳铁蛋白、糖类、蛋白质、脂肪、维生素、矿物质、脂肪酸和牛磺酸等营养物质，是新生儿降生初期最主要的营养物质来源。根据母体分泌乳汁的时间将乳汁分为初乳、过渡乳、成熟乳（图4-1）。

1. 初乳

是产妇分娩后一周内分泌的乳汁。初乳中因含 β－胡萝卜素而呈黄色或淡黄色、透明，且含有较多的有形物质，质地浓稠。初乳营养丰富，能增加孩子的抗病能力，能保护婴儿健康成长。初乳脂肪含量少，蛋白质含量多，矿物质含量较高，含有帮助消化的酶和抗体，能抗病防感染，因初乳有清泻的作用，还能帮助婴儿排出体内的胎粪、清洁肠道。有些妈妈不知道初乳的好处，由于初乳量少，且颜色不好，就把它弃之不用，这是错误的。因此，即使母乳再少或者准备不喂奶的母亲也一定要把初乳喂给孩子，初乳是每个新生儿最需要、最宝贵的营养品。

2. 过渡乳

产后 7 ~ 14 天所分泌的乳汁为过渡乳。其中所含的蛋白质逐渐减少，而脂肪和乳糖成分逐渐增加，初乳向成熟乳过渡。

3. 成熟乳

产后 14 天所分泌的乳汁为成熟乳。实际上要到 30 天左右才趋于稳定。

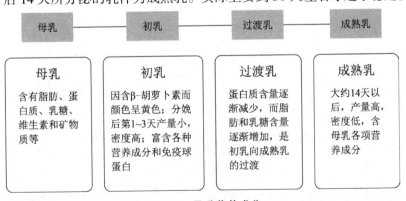

图 4-1　母乳营养成分

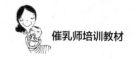

二、母乳喂养与奶粉喂养对婴儿的影响

喂哺母乳好处多，宝宝及母亲皆受惠。对宝宝而言，母乳营养充足又均衡，乳汁内含有糖类、蛋白质、脂肪、维生素、矿物质、对宝宝脑部发育有很重要作用的脂肪酸和牛磺酸等，而其中的蛋白质和幼细的脂肪粒，很容易被宝宝消化和吸收，令肠胃舒适。

（1）母乳含有促进大脑发育的牛磺酸、促进铁吸收的乳铁传递蛋白、预防疾病的溶菌酶、促进组织发育的核苷酸、增强视力的 DHA 等，这些宝贵的营养元素都是奶粉无法仿制的。奶粉中除脂肪、蛋白质、盐分和矿物质等多余的物质会增加宝宝的肾负荷以及消化道负担，甚至为宝宝将来的健康埋下高血压、少年糖尿病和青春期肥胖症的隐患。

（2）母乳非常容易吸收消化，奶粉则容易导致宝宝便秘。母乳含有生化酶，有助于宝宝消化，乳清蛋白是母乳的主要蛋白质，柔软易消化，其养分大多被完全吸收，所以母乳喂养宝宝的大便非常通畅。而奶粉的主要蛋白质是酪蛋白，会形成橡胶般的凝乳，非常不容易消化，很少能被完全吸收，大多成为废物，因此奶粉喂养宝宝的大便又硬又臭，还经常有便秘的痛苦。

（3）母乳含有分解和缓、容易消化的天然乳糖，比奶粉中牛奶的乳糖含量高 1.5 倍。为了弥补这一点，奶粉必须添加蔗糖或其他替代品，使得宝宝的血糖升降过快，必须大量分泌胰岛素和耐压激素，对宝宝的健康产生不良影响。母乳中的天然乳糖对宝宝的大脑发育起着举足轻重的作用，同时它还促进很多矿物质的吸收，尤其是钙。

（4）母乳中含有天然的胆固醇，奶粉则完全没有胆固醇。虽然我们成年人比较"惧怕"胆固醇，但是它对于宝宝头两年的成长发育，尤其是大脑和神经系统的发育、维生素 D 的合成，是必不可少的。缺乏胆固醇和 DHA 会导致成年人心脏和中枢神经系统疾病。多年的调查研究表明，母乳喂养宝宝的平均智商高于人工喂养的宝宝，而且接受母乳喂养的时间越长，相对智力优势则越高。

（5）母乳中的免疫因子会根据孩子的身体状况进行调整。当宝宝的身体受到新的病菌或病毒侵袭时，会通过吸吮乳汁将这个新"敌人"传送到妈妈身体里。妈妈的身体会立刻根据"敌情"制造免疫白细胞和球蛋白，再通过乳汁传送给宝宝，在宝宝体内建立屏障，保护宝宝不受感染。

（6）人工喂养增加了病菌入侵的机会。奶粉或其他代乳品的加工过程、使用各种奶具喂养宝宝的过程中，有很多感染机会。特别是在炎热的夏季，如果消毒不严或稍有不慎，就有可能使宝宝因感染病菌、病毒而生病。

三、母乳喂养的重要性

母乳里含有的营养成分是任何食物不可替代的，尤其是对于六个月内宝宝的健康，更有其重要意义。母乳喂养同时也利于产妇身体恢复。

（1）母乳含丰富的免疫物质，能增加婴儿的免疫力。

（2）母乳是婴儿最好的食品和饮料，营养丰富，最容易消化吸收，有利于婴儿生长发育。

（3）母乳喂养的婴儿不易缺钙。

（4）母乳无菌，温度适宜，喂养方便，经济省时，对家庭和社会都有好处。

（5）有利于增加母子感情。婴儿与母亲皮肤的频繁接触，母亲的爱抚与照顾，可以促进婴儿的心理和智力发育。

（6）有利于母亲的产后康复和健康。婴儿的吮吸动作通过母亲的神经反射，能促进子宫收缩，减少产后出血，促使子宫尽快恢复。母乳喂养可以减少母亲乳腺癌和卵巢癌的发病率，还可以抑制排卵，推迟月经复潮。

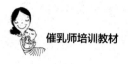
催乳师手记

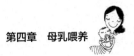

催乳师手记

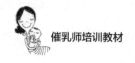

第二节　母乳喂养方法及保存

产科专家主张产后立即喂奶，正常足月新生儿出生半小时内就可让母亲喂奶，这样既可防止新生儿低血糖又可促进母乳分泌。早喂奶还能使母亲减少产后出血。

一、喂哺中婴儿含接的正确姿势

正确的婴儿含接姿势对母乳喂养的顺利进行是至关重要的。正确的含接姿势是成功喂养的关键。

（1）先将乳头触及婴儿口唇，诱发泌乳反射。当婴儿口张大，下唇向外翻，舌向下的一瞬间，即将婴儿靠近母亲，使其能大口地把乳晕也含在口内，这样婴儿在吸吮时能充分挤压乳晕下的乳窦，使乳汁排出，有效的刺激乳头上的感觉神经末梢，促进泌乳反射和排乳反射。

（2）紧密结合，胸贴胸、腹贴腹、鼻尖对乳头。

（3）婴儿的舌成勺状，环绕乳头，面颊鼓起成圆形。

（4）含接正确能听到婴儿吞咽乳汁的声音。

（5）含接时可以看到上方的乳晕比下方的多。

二、喂哺中母亲的正确姿势

正确的哺乳姿势可以减轻母亲的疲劳感，利于乳汁排出，防止乳头的疼痛或损伤。产妇多采用摇篮式或侧卧式。

1. 摇篮式

摇篮式也称怀抱式，无论在家里还是公共场所，操作都比较方便。在母乳喂养时，产妇保持舒适体位，可以坐在靠背椅上，背部紧靠椅背，两腿自然下垂达到地面，也可单脚或双脚踩在小凳子上。哺乳侧怀抱新生儿的胳膊下可放上专用的喂奶枕或家用软枕。重要的是母亲要心情舒畅，体位舒适，肌肉放松，有益于乳汁排出（图4-2）。

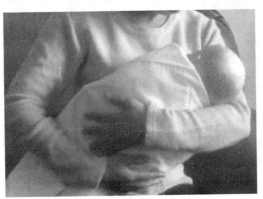

图4-2　摇篮式哺乳

产妇用前臂、手掌及手指托住新生儿，使新生儿头和身体呈一直线，新生儿的身体转向并贴近母亲，面向乳房，鼻子对准乳头，同时，母亲另一只手呈"C"字形托住乳房，或采用食指与中指呈"剪刀状"夹住乳房，此种手法适用于乳汁喷流过急时使用。

2. 侧卧式

这种姿势是午夜或休息时哺乳的最佳选择。产妇身体侧卧，用枕头垫在头下。新生儿侧身与产妇相对，母亲的胸要紧贴婴儿的胸部，母亲的腹部要紧贴婴儿的腹部，婴儿的小嘴与产妇的乳头处在同一平面。上方的手呈"C"字形托住乳房。为保证母婴紧密相贴，可用一个小枕头垫在婴儿后背部。

3. 橄榄球式

这个哺乳姿势特别适合于母亲经历剖宫产（可以避免宝宝压迫腹部手术切口）以及乳房很大、宝宝太小或者早产儿或者哺育双胎的母婴选择使用。母亲就像在腋下夹持一个橄榄球那样用上肢夹持宝宝双腿位于身侧腋下（若用右侧乳房哺乳则用右臂），宝宝上身呈半坐卧位姿势正对母亲胸前。用枕头适当垫高宝宝达乳

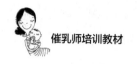
头水平。用左手掌托着宝宝头枕部，右手以拇指和其余四指张开呈"八字形"贴于左侧乳头乳晕的上、下方使乳房呈圆锥样向前挺（图4-3）。

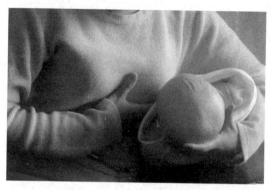

图4-3 橄榄球式哺乳

4. 交叉式

用手掌握住婴儿的头枕部、婴儿面朝哺乳侧乳房，小嘴正对乳头（如果母亲用右侧乳房哺乳就用左手从下侧握住婴儿的头枕部）。手腕放在宝宝两肩胛之间，大拇指和其余四指张开分别贴放在头部两侧的耳后。同时将右手拇指和其余四指分别张开呈"八字形"贴于右乳房外侧使其呈圆锥样向前挺，大拇指放在乳头、乳晕外上方皮肤的部位，食指则放在乳头、乳晕内下方。婴儿鼻尖接近乳房，婴儿下巴接近乳房皮肤的区域。轻压乳房使其形态利于和婴儿嘴部紧密相贴。然后就准备让婴儿小嘴与乳头乳晕正确地含接（图4-4）。

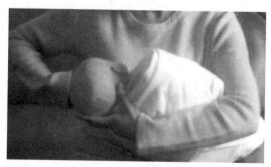

图4-4 交叉式哺乳

三、如何判断宝宝是否吃饱

新生儿出生后就应开始哺乳，并实行按需要不定时喂哺。新生儿出生后的一周内最需要频繁哺乳，以促进母乳量迅速增多。母亲的乳汁是否满足宝宝的需求，从宝宝的表现是可以看出来的。

（1）如果宝宝尚未吃饱，则不到下次吃奶时间就哭闹。

（2）在哺乳后用乳头触动孩子口角时，如果孩子追寻乳头索食，吃时又更快更多。

（3）由于饥饿，可造成婴儿肠蠕动加快，大便次数增多量少，且便质不正常呈绿色黏液状。

（4）长时间能量不足，可能影响宝宝发育，出现体重不增加的状况。

四、如何判断奶量是否充足

母亲奶量充足时，乳房胀满，婴儿吃奶有力，每次哺乳均能听到几次到几十次的咽奶声；哺乳后，婴儿能安静入睡或玩耍；婴儿每天大便 2～3 次，呈金黄色，稠粥样；婴儿体重逐渐增加，发育情况良好。反之，如果母亲乳房不能胀满，乳汁稀薄，每次哺乳已超过 30 分钟而婴儿仍频繁吸吮，或无其他原因婴儿不能安睡，经常啼哭，婴儿体重不增加或增加不明显，大便量少等，都表明母乳不足。

五、哺乳的次数及夜间喂奶

新生儿出生后就应开始哺乳，并实行按需要不定时喂哺。婴儿出生后的 4～8 天最需频繁哺乳以促使母乳量迅速增多。对于嗜睡或安静的婴儿，应在白天给予频繁哺乳，以满足其生长发育所需的营养。

产后疲乏，加上白天不断地给孩子喂奶、换尿布，到了夜里母亲就非常瞌睡。夜间遇到孩子哭闹，母亲会觉得很烦，有时把奶头往孩子的嘴里一塞，孩子吃到

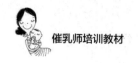

奶也就不哭了，母亲可能又睡着了，这是十分危险的。因为孩子吃奶时与母亲靠得很近，熟睡的母亲即便是乳房压住了孩子的鼻孔也不知道，这样悲剧就有可能发生，为避免这种事情的发生，母亲夜间喂奶时最好能坐起哺乳。

六、母亲排奶的正确方法

在挤奶时，不要弄痛乳晕和乳头。用拇指和食指挤压乳晕，以无疼痛感为宜。即使乳汁很难流出，也不要使劲挤压。挤奶的关键是挤压的部位和角度，用力过度会弄伤乳晕。挤压乳晕的手指要勤换位置。挤压乳晕的位置有多种，手指可以上下挤压，也可以左右挤压，还可以斜着挤压。只挤压乳晕的一个部位，那个部位的负担就会过重，会有受伤的危险。

步骤 1：将拇指及食指放在乳头根部 2 厘米处，二指相对，其他手指托住乳房，向胸壁方向轻轻下压，反复一压一放。

步骤 2：一侧乳房至少挤压 3 ~ 5 分钟，待乳汁少了，就挤压另一侧乳房，如此反复数次，整个挤奶过程应以 20 ~ 30 分钟为宜。

母婴分开的产妇应在生产后 6 小时开始挤奶。每 3 小时挤 1 次，夜间由于新生儿吸奶次数减少，也要用此方法排出乳汁。

七、母乳保存方法

母乳之珍贵无可取代，当妈妈们跟孩子分开时，要适当地储存奶水供给婴儿食用。

（1）要食用的母乳可存放在冰箱里冷藏。

（2）储存下来的母乳要用干净的容器。如消毒过的塑胶筒、奶瓶、塑胶奶袋。

（3）储存母乳时，所存放的容器必须要事先消毒。

（4）给装母乳的容器留点空隙，不要装得太满或把盖子盖得很紧。

（5）小份（60～120毫升）存放，这样方便家人或保姆根据婴儿的食量喂食且不浪费，并且在每一小份母乳上贴上标签并记上日期。

催乳师手记

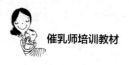
催乳师手记

第三节 婴儿特殊情况与哺乳

一、患病婴

患病婴应继续母乳喂养，尽可能勤吮吸。如不能吸吮，母亲可将乳汁挤出，用杯和小匙喂婴儿。给婴儿口服补液时，应用杯和小匙喂，绝不能用奶瓶喂。特殊疾病的婴儿喂养应在医生指导下进行。

二、黄疸

黄疸是新生儿的常见疾病，其发生是由于胆红素代谢障碍而引起血清内胆红素浓度升高所致。临床上表现为巩膜、黏膜、皮肤及其他组织被染成黄色。因巩膜含有较多的弹性硬蛋白，与胆红素有较强的亲和力，故黄疸患者巩膜黄染常先于黏膜、皮肤而首先被察觉。

（1）出生后 2 ~ 3 周的婴儿，黄疸比较轻时，应该继续母乳喂养。

（2）增加喂奶次数可促进婴儿肠蠕动，增加乳汁摄入量，有利于黄疸消退。

（3）黄疸较重的婴儿应及时去医院就医，排除病理性黄疸的可能。

三、腹泻

新生儿腹泻是指新生儿大便次数增多，粪便稀薄或水样，含脂肪或带脓血。从国内外的统计数据来看，出生后 6 个月内的婴儿腹泻者多为人工喂养、过早添加辅食或辅食添加不当的宝宝。即使婴儿腹泻也应该坚持母乳喂养。感染性腹泻多由细菌、病毒、真菌、寄生虫引起，轻者表现一日数次，大便呈黄绿色稀便，可伴有低热、吃奶差、吐奶、轻度腹胀、精神萎靡、哭闹等。重者腹泻一日 10

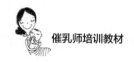

次以上，水样便，有时带黏液或血，有发热、呕吐、腹胀、尿少、四肢发凉及脱水现象，甚至水、电解质紊乱及酸中毒。

如有轻度脱水现象，在两次喂奶期间可添加糖盐水。只有在婴儿拒奶伴呕吐时，才可暂停母乳喂养 12 ～ 24 小时，但在此期间母亲必须把奶挤出来，以保持乳管的通畅，待婴儿能饮水时，即刻恢复母乳喂养。注意宝宝的臀部护理，要给宝宝勤换尿布，保持臀部清洁，在肛周涂些护臀膏。有中、重度脱水症状的宝宝家长需及时带宝宝去就医。

四、发热

出生不久的新生儿发热原因很多，除感染外，环境过热、失水均可引起发热。新生儿居室的室温宜调至 22 ～ 24℃，打开包被，解开衣服以散热，也可以给宝宝洗个温水澡，多喂些温开水。完全不必停止母乳喂养，反而应该增加哺乳次数。虽然发热时往往会出现婴儿拒奶现象，但此时是最需要补充液体的时候，所以必须告诉母亲要耐心地尽可能予以多喂。同时要把余奶挤出，以使日后乳汁的分泌量不至于减少。当然热退以后婴儿常常感到口渴，这时需抓紧时机勤喂奶。由于母乳营养丰富，水分充足，占 87%，所以只要增加喂奶次数，不必添加其他液体。

五、肠绞痛

一般婴儿肠绞痛虽不是个很严重的问题，而且在婴儿出生 3 个月后会自然消失，但孩子的不断哭闹毕竟使家长心烦意乱，并可导致过度喂养，所以一旦发生婴儿肠绞痛，首先对病婴母亲讲清病情、稳定她的情绪，使她极度紧张不安的心情得以宽慰，再抱着婴儿做些活动，使婴儿没有孤独感，如轻轻抚摩，更换衣服、尿布，一边轻轻地哼唱歌曲或播放轻音乐或使用玩具以恢复婴儿的心理平衡，使他安静下来，也可使乳儿俯卧在家长的大腿上靠婴儿自身的重量加压于婴儿的腹部，或将婴儿竖抱、让婴儿的腹部斜靠在家长的肩膀上，用手在背部轻轻地拍打，使婴儿慢慢安静下来，还可用手掌在孩子的腹部按顺时针方向慢慢地揉动或用手指按揉肩胛区的天宗穴，以消除痉挛，帮助肠内气体的排出。

催乳师手记

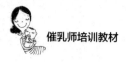
催乳师手记

第四节　母亲特殊情况与哺乳

一、感冒与哺乳

感冒属于上呼吸道感染。一般来说，感冒是不会通过乳汁传染给宝宝的。如果体温没有超过 38.5℃，是可以照常给宝宝哺乳的。如果超过 38.5℃时，由于母乳热性较大，宝宝食用后容易拉肚子，应当及时停止哺乳。但停止哺乳期间也要将乳汁挤出来，避免积奶。当体温降到 38℃以下时就可以给宝宝哺乳，但应戴上口罩，防止病毒通过呼吸道传播给宝宝。其他时间最好让家人帮忙照顾宝宝，自己尽可能减少与宝宝的接触。可以服一些中药制剂的感冒药，如感冒灵颗粒、大青叶颗粒等。注意饮食清淡易消化，不吃辛辣刺激、油腻的食物，多喝白开水、姜糖水、冰糖梨水及各种新鲜果汁等，也可以用食疗来调理。

糯米葱粥：糯米 100 克，洗净后，加水适量煮粥，粥将熟时，加入葱白数根煮至熟，空腹食用。

白菜萝卜汤：白菜心 250 克，白萝卜 60 克，加水适量，煎好后放入红糖 15 克左右，趁热喝汤吃菜。

橘皮生姜红糖茶：橘皮、生姜各 10 克切细丝，加水煎至半碗，服用时加入红糖适量，趁热服用。服后盖被睡觉，有助于退热，缓解头痛。 感冒、发热等不得不服用药物时，应停止哺乳，待病愈停药后再喂。但应注意每天按喂哺时间把奶挤出，保证每天泌乳在 3 次以上。挤出的母乳也不要再喂给宝宝吃，以免其中的药物成分给宝宝带来不良影响。

二、放射性碘治疗期间与哺乳

患有甲状腺功能亢进症（简称甲亢）的母亲需用放射性碘治疗时，由于碘能

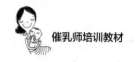

进入乳汁，有损宝宝甲状腺的功能，应该暂时停止哺乳，待疗程结束后，检验乳汁中放射性物质的水平，达到正常后可以继续哺乳。

三、心脏病的母亲与哺乳

心脏病是心脏疾病的总称，包括风湿性心脏病、先天性心脏病、高血压性心脏病、冠心病、心肌炎等各种心脏病。如有下列表现应引起注意：呼吸困难、耳鸣、左肩痛、打鼾、胸痛、下肢水肿。妊娠合并心脏病是产科常见的并发症之一。妊娠与分娩均可给心脏增加额外负担，以致心脏功能进一步减退，甚至引起严重后果。

（1）心功能Ⅰ、Ⅱ级不伴有心功能紊乱者可以给婴儿哺乳，但必须注意增加营养和得到别人的帮助。

（2）心功能Ⅲ、Ⅳ级的母亲不宜哺乳。

（3）人工瓣膜置换术后的母亲，如果能顺利地妊娠、分娩并且心功能良好，完全可以胜任母乳喂养。

四、高血压的母亲与哺乳

高血压是指在静息状态下动脉收缩压和舒张压增高。高血压是一种以动脉压升高为特征，可伴有心脏、血管、脑和肾脏等器官功能性或器质性改变的全身性疾病，它有原发性高血压和继发性高血压之分。高血压会发生在不同人群中。

1. 小儿高血压

原发性高血压在小儿少见，占20%～30%，但近年来有增加的趋势；继发性高血压较多，占65%～80%。在小儿继发性高血压中，肾脏疾病占79%。

高血压其次为心血管疾病、内分泌疾病、神经系统疾病和中毒等。

2. 妊高征

即妊娠高血压综合征，也是以往所说的妊娠中毒症、先兆子痫等，是孕妇特有的病征，多数发生在妊娠 20 周与产后两周，约占所有孕妇的 5%。

一般来说，患慢性高血压的母亲可以哺乳，但是合并心脑血管疾病及严重的肾功能障碍者，不能实行母乳喂养。由于各种抗高血压的药物都可以或多或少地通过乳腺管进入乳汁，所以患高血压的母亲哺乳时，应该选择在乳汁中分泌少的治疗高血压的药物。

五、肝炎母亲与哺乳

肝炎是肝脏的炎症。肝炎的原因可能不同，最常见的是病毒造成的，此外还有自身免疫造成的。酗酒也可以导致肝炎。肝炎分急性和慢性肝炎。由病毒造成的肝炎按照其病毒系列不同分为甲型肝炎、乙型肝炎、丙型肝炎、丁型肝炎、戊型肝炎和庚型肝炎共六种类型病毒性肝炎。

1. 甲型病毒肝炎

主要通过粪－口传播（粪－口途径传播就是说病毒通过粪便排出体外后，再通过多种途径入口。比如用带有病毒的粪便去给蔬菜施肥，我们在食用时没有清洗干净，而把病毒带入身体），也可以通过接触甲肝病人的血液或体液传播；若患有甲型病毒肝炎的母亲在分娩前已不具有传染性，可以实行母乳喂养。

2. 乙型病毒肝炎

是传播最广、危害最大的传染病之一，可通过各种体液和分泌物传播，因此乙型肝炎传染期的母亲，不能实行母乳喂养，应进行母婴分离，在隔离期间，要保持乳汁的正常分泌，以预防乳房疾病的发生 。

3. 丙型病毒肝炎

主要传播途径是血液传播，由于丙型肝炎的危害大而且又没有特效的治疗方法，不能实行母乳喂养，应进行母婴分离。

4. 丁型病毒肝炎

是必须在乙型肝炎病毒的帮助下才能复制，其传播跟乙肝相同，两种混合感

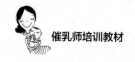

染时，临床症状加重。

5. 戊型病毒肝炎

是一种呈流行性、潜伏期短、临床表现似甲肝的、以肠道传播为主要途径的传染病。妊娠晚期的孕妇患病时，死亡率较高；戊型肝炎一般不会演变为慢性，因此孕、产妇若患病,隔离期限后可与婴儿接触,如保持乳汁分泌,也可以进行哺乳。

六、糖尿病母亲与哺乳

糖尿病是由遗传和环境因素相互作用而引起的常见病，临床以高血糖为主要标志。常见的症状有多饮、多尿、多食以及消瘦等。糖尿病可引起身体多系统的损害，引起胰岛素绝对或相对分泌不足以及靶细胞对胰岛素敏感性降低，引起蛋白质、脂肪、水和电解质等一系列代谢紊乱综合征。糖尿病母亲也是可以喂养宝宝的。

（1）糖尿病母亲在哺乳期间可以正常饮食。

（2）治疗糖尿病母亲可以注射胰岛素，乳汁中分泌的胰岛素很少，对婴儿没有影响，因此母亲可以哺乳。

（3）感染。糖尿病病人易于感染，特别是产妇，如乳房胀，乳管阻塞应及时排空以免发生乳腺炎。应注意休息，热敷乳房，如有需要可口服抗生素治疗。同时要注意调节饮食和胰岛素用量，应避免低血糖。

（4）避免低血糖。调节饮食和胰岛素用量，避免发生低血糖。

七、产后用药物与哺乳

哺乳期用药，不只要考虑药物是否影响乳汁分泌，还要考虑药物对婴儿的影响。事实上很多药物可随母亲乳汁进入婴儿体内，而对婴儿产生作用；尽管有的药物进入乳汁的浓度很低，但对于体稚身嫩的婴儿来说，其危险性也是很大的。

以下药物是哺乳妇女应忌用或慎用的。

（1）中药炒麦芽、花椒、芒硝等，西药左旋多巴、麦角新碱、雌激素、维生素 B_6、阿托品类和利尿药物，这些药能使母亲退乳。故母亲在哺乳期中不可自行服用。

（2）青霉素族抗生素。包括青霉素、新青霉素Ⅱ、新青霉素Ⅲ、氨基苄青霉素等各种青霉素。这类药很少进入乳汁，但在个别情况下可引起婴儿过敏反应，应予以注意。

（3）磺胺类药物，如复方新诺明、磺胺异噁唑、磺胺嘧啶、磺胺甲基异噁唑、磺胺甲氧吡嗪、磺胺脒、丙磺舒、双嘧啶片、甲氧苄氨嘧啶、琥珀磺胺噻唑等。这类药物属弱酸性，不易进入乳汁，对婴儿无明显的不良影响。但是，鉴于婴儿药物代谢系统发育不完善，肝脏解毒功能差，即使少量药物被吸收到婴儿体内，也能产生有害影响，导致血浆内游离胆红素增多，可使某些缺少葡萄糖6-磷酸脱氢酶的婴儿发生溶血性贫血。所以，在哺乳期不宜长期、大量使用，尤其是长效磺胺制剂，更应该限制。

（4）异烟肼（雷米封）。对婴儿尚无肯定的不良作用，但由于抗结核药需长期服用，为避免对乳儿产生不良影响，最好改用其他药物或停止哺乳。

（5）甲硝唑。为广谱抗菌药，对婴儿的损害尚未肯定，应慎用。

（6）氯霉素。婴儿，特别是新生儿，肝脏解毒功能尚未健全，若通过乳汁吸入氯霉素，容易发生婴儿中毒，抑制骨髓功能，引起白细胞减少甚至引起致命的灰婴综合征，应禁用。

（7）四环素和强力霉素。这两种药都是脂溶性药，易进入乳汁。特别是四环素可使婴儿牙齿受损、珐琅质发育不全，引起永久性的牙齿发黄，并使婴幼儿出现黄疸，所以也应禁用。

（8）氨基比林及含氨基比林的药物。如去痛片、安痛定等，能很快进入乳汁，应忌用。

（9）硫酸阿托品、硫酸庆大霉素、硫酸链霉素等药物在乳汁中浓度比较高，

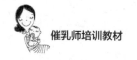

可使婴儿听力降低，应忌用。

（10）抗甲状腺药物甲硫氧嘧啶，可以由母及子而抑制婴儿的甲状腺功能，口服硫脲嘧啶，可导致婴儿甲状腺肿和粒细胞缺乏症。故应禁用。

（11）抗病毒药金刚烷胺，常有医生将它开给病人抗感冒。哺乳母亲服此药后，可致婴儿呕吐、皮疹和尿潴留，禁用。

（12）哺乳母亲患了癌瘤，应停止哺乳，否则抗癌药随乳汁进入婴儿体内会引起骨髓受抑制，出现粒细胞减少。

（13）皮质激素类、黄体激素类、新生霉素和呋喃咀啶应禁用，否则使婴儿发生黄疸或加重黄疸、溶血等。

（14）哺乳妇女应禁止过量饮酒和吸烟，避免过量饮水，禁用利尿剂（如双氢氯噻嗪、速尿等）和作用猛烈的泻药。

（15）水杨酸类药物在产前服用，可使产妇的产程延长，产后出血增多，新生儿也发生出血。若在哺乳期服用，则可使哺乳婴儿出现黄疸。故应慎用。

（16）溴化物是通过血浆进入乳汁的，哺乳期服用此药，婴儿可出现嗜睡状态，有的婴儿还出现皮疹。

（17）镇静药中如苯巴比妥、阿米妥等通过血浆或乳汁屏障后，在婴儿肝脏内浓度较高，长期用药时一旦停药则婴儿可出现停药反应，表现不安定、睡眠时有惊扰、过多啼哭及抖动等。镇静药物也可通过乳汁，使婴儿嗜睡、吸吮力下降，因婴儿排泄药物较慢，此种药物作用可持续一周之久。故哺乳期妇女不可服用镇静药。

（18）缓泻药应忌用。迄今还没发现服药后既不被吸收又能改变大便性状的理想药物，缓泻药可转移到乳汁使婴儿腹泻。

（19）口服避孕药可有 1.1% 的药量移向乳汁，但已失去避孕药中雌激素的活性，对哺乳婴儿无直接毒性反应。可是药物能直接作用母体，使母乳分泌减少，并影响母乳成分，使母乳中蛋白质、脂肪、钙质减少。因此，哺乳期不宜服用避孕药。

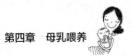

催乳师手记

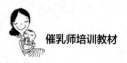
催乳师手记

第五节 产妇心理护理

一、产前的心理护理

所谓孕妇产前心理是指孕妇的感觉、知觉、记忆、思维、意志性格及情感等。孕妇产前心理状态是复杂的，既有将做母亲的喜悦，又有面对生产的焦虑、忧愁情绪，这种复杂和矛盾的心情必然会从心理和情感上表露出来。

孕妇产前心理一般可归纳为以下几种。

（1）理智型。一般情况下孕妇文化程度较高，情绪比较稳定。

（2）恐惧型。孕妇本人对医学、生育、生理等科学知识缺乏，情绪不稳定，多疑，恐惧、担心。

（3）愚昧型。孕妇文化素质不高，对生儿生女特别关心，怕这怕那，顾虑重重甚至产生轻生念头。

俗话说"瓜熟蒂落"，胎儿在子宫内生长发育成熟后要离开母体，这时产妇的心情往往是兴奋、焦虑、紧张及担心能否顺利分娩等异常的心理，护理人员应具有良好的心理素养、自信的外表、亲切和蔼的形象，能与产妇进行有效沟通。首先，待产妇如亲人就像亲姐妹、亲闺女一般，每时每刻都能让产妇感受到服务人员对她的关心、温暖和爱，从而建立良好的朋友关系。其次，主动了解产妇的思想状态及家庭情况，正确运用语言艺术，做好思想上的沟通，取得产妇和家属的信任。护理人员的音调、用词、表情都会引起产妇的不同反应，因此，服务人员的语言、行为、心理状态及服务质量对促进孕妇在待产、分娩时的良好心理状态有着十分重要的意义。

良好的心理护理对孕妇能否顺利分娩起着巨大作用。护理人员要针对不同的心理反应做出不同的护理对策。孕妇焦虑恐惧的心理来源于多方面，如怕孩子畸

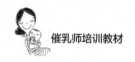

形，怕产痛，怕难产等，她们情绪非常紧张。针对这种情况，护理人员要耐心向她们解释。加强她们的心理护理和生活护理，消除对分娩的恐惧和紧张心理，注意饮食和休息，使她们对分娩有信心，对分娩过程有安全感。孕妇面临人生关头的抉择，心理状态是复杂的，顾虑也是多种多样的，总之情绪非常紧张，心理变化复杂。

因此，护理人员要把心理护理放在首位，正确对孕妇，并将心比心地去理解、关心、安慰、帮助，使产妇的生理、心理都处于最佳状态。在心理护理中的一个重要环节是努力钻研业务技术，不断提高护理水平，通过护理人员的一言一行，及孕妇和家属的配合，解除来自各个方面的压力，取得最佳护理效果。

二、产后心理护理

分娩后护理服务人员要注意产妇是否患上产后抑郁症，其最突出的症状是情绪持久低落，主要表现为表情淡漠、无精打采、困倦、易流泪和哭泣。产妇常用"郁郁寡欢""沉闷""空虚""与他人好像隔了一堵墙"之类的词来描述自己的心情。产妇经常感到心情压抑、郁闷，常因小事大发脾气，包括心境或情绪低落，兴趣缺乏以及乐趣丧失。产后抑郁的症状持续长，可持续数周。通常发生在分娩后的数日或数周。心理护理对缓解症状、治疗、预防复发都有极大的帮助。护理方法常用的有一般性心理治疗，如支持、鼓励、保证、解释、倾听等。护理要侧重两个方面：产妇的睡眠护理和安全护理。

1. 睡眠护理

抑郁患者的病情往往与居住环境、失眠、早醒以及各种原因引起的疼痛有关。严重失眠、早醒会影响患者生活质量，加重病情的发展。要随时评估患者的睡眠情况，并了解失眠、早醒的原因。若是因环境改变或一时的苦恼而造成的失眠，可通过与患者交谈缓解其心理不适感，无需用药。任何原因引起的失眠都应采取相应措施，如睡眠之前用热水泡泡脚、喝杯牛奶、洗热水澡等，使患者的睡眠时间和质量得到改善。

2. 安全护理

建议家属为产妇提供舒适、安静、安全的环境，杜绝出现自杀物品如刀、绳、玻璃等。护理人员要特别注意生活设施方面的安全，避免患者将生活设施用作自杀工具。避免外界对病人的不良刺激与影响，限制与其他抑郁患者接触，以防止抑郁情绪的互相感染。

三、走出传统产后护理误区

1. 传统误区一：新生儿吃母乳之外还要喝水

母乳的渗透力与血浆相似，即使在热带或沙漠中，母乳喂养的婴儿也不需要喂水。有不少人不知道母乳有这一特点，在母乳足够的情况下还给孩子喝水。殊不知，孩子的胃容量有限，喝了水，势必影响吃奶，尤其喝糖水会减少孩子对母乳的需求，还容易腹胀。对于 4 个月之内的孩子，只要吃母乳，营养就足够了，不需要喂其他的东西。

2. 传统误区二：为了让孩子睡得香，在临睡前给孩子吃奶

睡前给孩子喂奶是个错误的做法，对孩子的健康不利。首先，容易造成孩子乳牙龋齿，这是因为睡眠时唾液的分泌量对口腔清洗的功能原本就会减弱，加上奶水长时间停留在口腔引起发酵，会破坏乳齿的结构。其次，容易发生吸呛，当孩子意识不清时，口腔肌肉的协调性不足，不能有效地让气管闭合，易使奶水渗入气管造成吸呛危险。

3. 传统误区三：母乳喂养会使妈妈乳房下垂、身材走样

母乳喂养可以促进子宫的收缩，帮助子宫收缩到生产之前大小，减少阴道出血，预防贫血。母乳喂养还能减少母亲患卵巢癌、乳腺癌的危险，保护母亲健康，还可有效地消耗怀孕时累积的脂肪，可促进身材的恢复，并避免产后的肥胖。因此，母乳喂养有利于产妇身材的恢复。

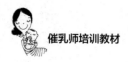
催乳师手记

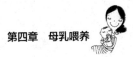

催乳师手记

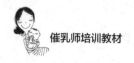

第六节 乳房保健操

乳房保健操通过促进乳房周围血液及淋巴液的流动增强内分泌和免疫系统的功能，起到按摩和保健乳房的作用，使乳房健康坚挺，更具美感。

第一节：双手同时上举下落，重复36次，让胸肌具有弹性，通畅淋巴液（图4-5）。

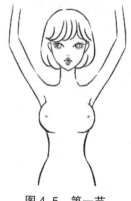

图4-5　第一节

第二节：双手臂后背反扣，手指接触，左右手各坚持2分钟。有丰胸、通畅淋巴循环的作用（图4-6）。

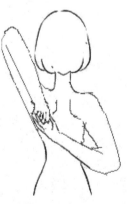

图4-6　第二节

第三节：右手举起，左手从胸部外下向内侧上托，重复36次。对侧相同。能刺激胸部，使胸部丰满（图4-7）。

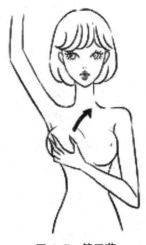

图4-7　第三节

第四节：右手举起，左手在胸部以乳头为中心，做圆形按摩。左右各36圈。有促进血液循环的作用（图4-8）。

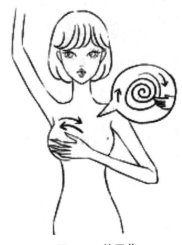

图4-8　第四节

第五节：两手轻提乳头，向上提拉，各18次。以刺激乳房周围的穴位（图4-9）。

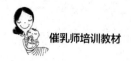
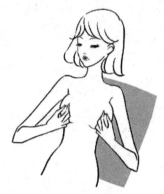

图 4-9　第五节

第六节：两手叉腰，双肘同时向后，胸向前，腰绷紧，双肘再向前，此为一次，重复 36 次。练习胸部肌肉，以达到丰胸的目的（图 4-10）。

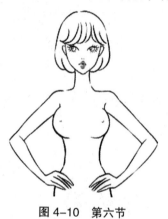

图 4-10　第六节

催乳师手记

_____

_____

_____

_____

_____

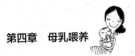

催乳师手记

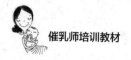

本章习题

1. 母乳的成分有哪些?

2. 简述母乳喂养的重要性。

3. 母乳喂养时母亲的正确哺乳姿势及婴儿的含接姿势是怎样的?

4. 婴儿特殊情况下该如何哺乳?

5. 母亲特殊情况下该如何哺乳?

第五章　科学饮食指导及催乳膳食

饮食搭配要合理，科学进补是关键，这样才有利于产妇的产后恢复。切不可盲目进补，盲目进补对产妇的恢复及小宝宝的发育都是很不利的。我们的人体就像一座高楼大厦，是一个宏伟的工程。例如一座大楼由水泥、沙子、钢筋、砖块等组成，那为什么有的楼很结实有的楼却成为豆腐渣工程？就因为原料相同但原料的质量却不一样。就像我们人体都由骨头、肌肉、血液、皮肤等组成，但每个人的体质都不一样。

【本章学习内容】

1. 掌握怀孕各期的饮食营养指导原则。
2. 熟知催乳汤的制作。

第一节　科学饮食指导

一、孕前期饮食指导

1. 多摄取富含叶酸的食物或补充叶酸

叶酸缺乏会引起胎儿神经管畸形，还可致眼、口唇、腭、胃肠道、肾、心血管、骨骼畸形的发生。专家建议，在孕前三个月开始，孕妇每天服用400微克叶

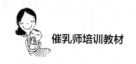
酸，适当摄入富含叶酸的动物肝脏、深绿色蔬菜及豆类食物。叶酸除有助于预防新生儿神经管畸形外，也有助于降低妊娠高脂血症发生的危险。

2. 常吃含铁丰富的食物

缺铁易导致孕期母体体重增长不足、早产、新生儿低出生体重等。专家建议，孕前期多摄入含铁丰富食物，如动物血、肝脏、瘦肉以及黑木耳、红枣等食物，同时多摄入富含维生素 C 的蔬菜和水果，或在医生的指导下服用小剂量的铁剂。

3. 保证摄入加碘食盐，适当增加海产品的摄入

碘是人体必需的微量元素之一。有研究显示，碘摄入量过低时，可导致新生儿以后智力低下、聋哑、性发育滞后、运动技能障碍、语言能力低以及出现其他生长发育障碍。碘的主要来源是海产食品，如海带、鱼、虾、贝类、紫菜等。

4. 戒烟、禁酒

夫妻双方在计划怀孕前 3~6 个月应戒烟、禁酒。

二、孕早期饮食指导

1. 饮食清淡、适口

妊娠早期胃肠平滑肌松弛，蠕动减慢，食物在肠道停留时间延长，易出现饱胀感及便秘。另外，由于贲门括约肌松弛，胃内容物可逆流至食管下部，易引起反胃、呕吐为主的早孕反应。所以饭食要清淡、适口，以减少对胃的刺激。

2. 少食多餐

孕早期应少食多餐，尤其是呕吐严重的孕妇，进食可不受时间限制，坚持在呕吐之间进食。为降低妊娠反应，可口服少量 B 族维生素，以缓解症状。

3. 保证摄入足量富含糖类的食物

怀孕早期应多摄入富含糖类的谷类、薯类和水果。谷类一般含糖类约 75%，薯类一般含量为 15% ~ 30%，水果含量约为 10%。其中水果中所含的糖类多为果糖、蔗糖和葡萄糖，其中葡萄糖可直接被吸收，较快通过胎盘被胎儿利用。

4. 多摄取富含叶酸的食物或补充叶酸

补充叶酸的最佳时间应该从怀孕前 3 个月至整个孕早期，叶酸的补充需要延续到孕期结束，不可停顿。在孕中期、孕后期，胎儿 DNA 的合成，胎盘、母体组织和红细胞增加都使孕妇对叶酸的需要量大大增加。因此，即使胎儿的神经系统在孕早期已经发育完成，但孕中、后期叶酸的缺乏仍然会引起巨幼红细胞性贫血、先兆子痫、胎盘早剥等状况的发生。叶酸的饮食来源主要为动物的肝脏、鸡蛋、豆类、绿叶蔬菜、水果及坚果等。

5. 戒烟、禁酒。

要远离吸烟环境，拒绝吸二手烟。

三、孕中期、孕末期科学饮食指导

（1）适当增加鱼、禽、蛋、瘦肉、海产品的摄入量。鱼、禽、蛋、瘦肉是优质蛋白质的良好来源。其中鱼类提供的不饱和脂肪酸对胎儿的脑和视网膜的功能发育极其重要。

（2）适当增加奶类的摄入量。奶类含钙量高，易于吸收利用，是钙的最好食物来源。

（3）常吃含铁丰富的食物。如肝脏、黑木耳、红枣、菠菜、藕等。

（4）适量身体活动，维持体重的适宜增长。由于孕期对多种微量营养素需要的增加大于能量需要的增加，通过增加食物摄入量以满足微量营养素的需要极有可能引起体重过多增长，并因此会增加发生妊娠糖尿病和出生巨大儿的风险。因此，孕妇应适时监测自身的体重，并根据体重增长的速率适当调节食物摄入量。孕妇也应根据自身的体能情况每天进行不少于 30 分钟的低强度身体活动，最好是 1 ~ 2 小时的户外活动，如散步、做体操等。适宜的身体活动有利于维持体重的适宜增长和自然分娩，户外活动还有助于合成维生素 D，增加钙的吸收，以促进胎儿骨骼的发育和母体自身的骨骼健康。

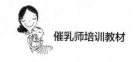
（5）戒烟禁酒，少吃刺激性食物。孕妇应绝对远离烟酒，戒除辛辣等刺激性食物。

四、产褥期饮食指导

（1）食物要松软、易消化。很多孕妇在产后会出现牙齿松动的情况，过硬的食物一方面对牙齿不好，另外一方面也不利于消化吸收，因此产妇的饭要煮得软一些，少吃坚硬带壳的食物。

（2）不宜快速进补。产妇大多乳腺管还未完全通畅，产后前两三天不要太急着喝催奶的汤，不然涨奶期可能会痛得想哭，可以喝蛋汤、鱼汤等较为清淡的汤，但汤不能太咸。

（3）少食多餐，宜荤素搭配，多用些汤类食物，不要偏食。多吃些蔬菜、水果，避免便秘的发生。

五、哺乳期科学饮食指导

（1）增加鱼、禽、蛋、瘦肉、海产品的摄入。动物性食品如鱼、禽、蛋、瘦肉等可提供丰富的优质蛋白质，也应多摄入些动物肝脏、动物血、瘦肉等含铁丰富的食物。此外，乳母还应多吃些海产品，可增加乳汁中DHA、锌、碘等的含量，从而有利于婴儿的生长发育，特别是脑和神经系统的发育。

（2）多喝汤水。多摄入以鱼、虾、大豆及其制品、芝麻酱及深绿色蔬菜等含铁丰富的食物为煲汤主料。宜采用煮或煨的烹调方法，促使产妇多饮汤水，以便增加乳汁的分泌量。

（3）产褥期食物多样化，不过量。产褥期的膳食应是平衡膳食，以满足营养需要为原则，无需特别禁忌。保持产褥期食物多样充足而不过量，以利于乳母健康，保证乳汁的质与量并持续地进行母乳喂养。"坐月子"不吃蔬菜和水果的习俗是很不利于健康的。新鲜蔬菜、水果含有多种维生素、矿物质、膳食纤维、果胶、有机酸等成分，可增进食欲，增加肠蠕动，防止便秘，促进乳汁分泌，是产妇不可缺少的食物。假如禁食蔬菜、水果，不仅会增加便秘、痔疮等疾病的发病率，还会造成某些微量营养素的缺乏，影响乳汁中维生素和矿物质的含量，进而影响婴儿的生长发育。因此产褥期要确保蔬菜、水果的摄入。

（4）禁烟酒，避免喝浓茶和咖啡。

（5）科学运动和锻炼，保持健康体重。大多数妇女生育后，体重都会较孕前有不同程度的增加。有的妇女分娩后体重居高不下，导致生育性肥胖。因此，哺乳期妇女除注意合理膳食外，还应适当运动及做产后健身操。坚持母乳喂养有利于减轻体重，而哺乳期妇女进行一定强度的、规律性的身体活动和锻炼，也不会影响母乳喂养的效果。传统观念认为产后"坐月子"应多吃少动，才能养好身体。其实不然，按现代医学观点，产后尽早适当活动（运动）才更利于体力恢复，减少产后并发症的发生，促使产妇机体复原，保持健康体型。

催乳师手记

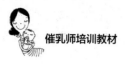

催乳师手记

第二节　科学催乳膳食

一、七大营养素组成

人体必需的七大营养素，包括有蛋白质、水、矿物质、维生素、脂类、糖类及膳食纤维（图5-1）。

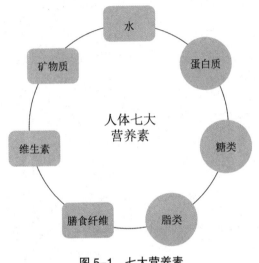

图 5-1　七大营养素

（一）蛋白质

蛋白质是一类含氮的高分子化合物，基本组成单位是氨基酸。蛋白质是维持生命不可缺少的物质。人体组织、器官由细胞构成，细胞结构的主要成分为蛋白质。机体的生长、组织的修复、各种酶和激素对体内生化反应的调节、抵御疾病的抗体的组成、维持渗透压、传递遗传信息，无一不是蛋白质在起作用。人体不能储存蛋白质，必须从食物中获取肌肉是蛋白质的临时调节仓库。蛋白质的食物来源主要有：鱼、蛋、豆制品、坚果（花生、向日葵籽、杏仁等）、肉（牛肉、

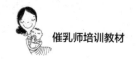

猪肉、鸡肉、羊肉等）、小麦、乳制品等。蛋白质缺乏的成年人表现为肌肉消瘦、免疫力下降、贫血，严重者可产生水肿。未成年人则表现为生长发育停滞、贫血、智力发育差、视觉差。

（二）水

水是生命的源泉，人对水的需要仅次于氧气，水是维持生命必需的物质，机体的物质代谢、生理活动均离不开水的参与。人体细胞的重要成分是水，成人体内水分大约为体重的70%，婴儿体重的80%左右是水，老年人身体的55%是水分。体内水的来源包括饮水、食物中的水、内生水三大部分。内生水主要来源于蛋白质、脂肪、糖类代谢产生的水。水摄入不足或丢失过多，都可引起体内失水。另一方面，如果水摄入量超过肾脏排出的能力可引起体内水过多，甚至引起水中毒。

（三）矿物质

矿物质主要存在骨骼中，维持神经、肌肉正常生理功能。常为人们提到的矿物质有铁、锌、铜、硒、碘等。每种元素均有其重要的、独特的、不可替代的作用，各元素间又有密切相关的联系，在儿童营养学研究中这部分占很大比例。矿物质缺乏与疾病的产生相关，例如，缺钙引起佝偻病，缺铁引起贫血，缺锌引起生长发育落后，缺碘引起生长迟缓和智力落后等。矿物质在食物中的来源：奶类制品和绿叶类蔬菜富含钙；坚果、大豆和可可富含镁；食用盐（氯化钠，主要来源）、牛奶和菠菜富含钠；豆类、五谷和香蕉富含钾；食用盐是氯的主要饮食来源；肉类、蛋和豆类富含硫；红肉、叶菜类蔬菜（特别是菠菜）富含铁。

（四）维生素

维生素对维持人体生长发育和正常生理功能起重要作用，是一类微量有机物质，可促进酶的活力或为辅酶之一。维生素可分两类，一类为脂溶类维生素，包括维生素A、维生素D、维生素E、维生素K，它们可在体内储存，不需每日提供，但过量会引起中毒；另一类为水溶性维生素，包括B族维生素、维生素C等，这一类占大多数，它们不在体内储存，需每日从食物中摄取，由于代谢快不易中毒。维生素各司其职，缺一不可。维生素在人体生长、代谢、发育过程中发挥着重要的作用。维生素既不参与构成人体细胞，也不为人体提供能量。

1. 维生素 A

维生素 A 与暗视觉有关，为抗干眼病维生素，亦称美容维生素。维生素 A 可促进细胞的增殖和生长，维持各器官上皮组织结构的完整和健康，维持正常视力。维生素 A 多存在于鱼肝油、动物肝脏、绿色蔬菜中。维生素 A 摄入不足易导致暗适应能力下降、夜盲症、干眼病；皮肤干燥，毛囊、皮脂腺角化；食欲降低、抵抗力低、儿童生长发育迟缓。

2. B 族维生素

维生素 B_1 又称硫胺素或抗神经炎素。其作用是预防婴儿脚气病，改善精神状况；维持神经组织、肌肉、心脏的正常功能，减轻晕机、晕船症状；有助于带状疱疹的治疗，促进成长。维生素 B_1 多存在于酵母、谷物、肝脏、大豆、肉类中。维生素 B_1 摄入不足易导致长时间消化不良、手脚发麻、多发性神经炎和脚气病等。婴儿脚气病多发生于 2 ~ 5 个月的婴儿，且多是维生素 B_1 缺乏的母乳所喂养的婴儿，其发病突然，病情急。初期婴儿食欲不振、呕吐、兴奋、心率快，呼吸急促和困难。严重时会出现身体青紫、心脏扩张、心力衰竭和强直性痉挛，这些症状出现后的 1 ~ 2 天患儿易突然死亡，抢救时间非常紧急。患"脚气病"的婴幼儿脚部略有水肿，用手指压迫时，即出现一个凹陷，压力解除后，此凹陷不能立即消失。

维生素 B_2 又叫核黄素。其作用是促进发育和细胞的再生，促使皮肤、指甲、毛发的正常生长，帮助预防和消除口腔内、唇、舌及皮肤的炎症反应，增进视力，减轻眼睛的疲劳。妊娠期、哺乳期以及服用避孕药的妇女需要更加多的维生素 B_2。维生素 B_2 多存在于酵母、鸡蛋黄、紫菜、胡萝卜、生菜、香菇、鳝鱼、肝脏中。缺少维生素 B_2 易患口舌炎症（口腔溃疡）等，易导致口臭、失眠、头痛、精神倦怠、皮肤和头发出油、头皮屑增加。

维生素 B_{12} 是患消化道疾病者容易缺乏的维生素，也是红细胞生成不可缺少的重要元素，如果严重缺乏，将导致恶性贫血。维生素 B_{12} 可增加叶酸的利用率，

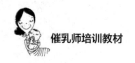

促进糖类、脂肪和蛋白质的代谢；可促进蛋白质的合成，它对婴幼儿的生长发育有重要作用；维生素 B_{12} 多存在于动物肝脏、肾脏、牛肉、猪肉、鸡肉、鱼类、蛤类、蛋、牛奶、乳酪、乳制品、腐乳中。维生素 B_{12} 摄入不足会导致皮肤苍白、贫血、毛发稀少、食欲不振、呕吐、腹泻等。

3. 维生素 C

维生素 C，亦称为抗坏血酸。其生理作用是参与细胞间质的形成和细胞代谢。维生素 C 多存在于新鲜蔬菜、水果中，如柠檬、橘子、苹果、酸枣、草莓、辣椒、土豆、菠菜等。维生素 C 摄入不足易导致齿龈紫肿且容易出血、结膜及皮肤易出血、伤口不易愈合等，身体不能适应外界环境变化，容易感冒。

4. 维生素 D

维生素 D，又称钙化醇、抗佝偻病维生素。这是唯一一种人体可以少量合成的维生素。其功能是维持正常的钙、磷代谢，因而对骨骼的正常发育有极重要的作用，缺乏时会出现软骨症，阻碍生长。食物中维生素 D 含量少，同时又缺乏阳光照射的人易发生骨折。维生素 D 多存在于鱼肝油、蛋黄、乳制品、酵母中。维生素 D 摄入不足易导致多汗、儿童佝偻病、成人患骨质软化症和骨质疏松症。

5. 维生素 E

维生素 E，又称生育酚、抗不育维生素。它是一种有效的抗氧化剂，对维生素 A 具有保护作用，参与脂肪的代谢，维持内分泌的正常功能，使性细胞正常发育。维生素 E 多存在于鸡蛋、肝脏、鱼类、植物油中。维生素 E 摄入不足易导致四肢乏力、易出汗、皮肤干燥、头发分叉、痛经。

6. 维生素 K

维生素 K，又叫抗出血维生素，是维持血液正常凝固所必需的物质。缺乏维生素 K 时常有出血倾向。新生儿或患吸收障碍的成人易出现缺乏。维生素 K 多存在于绿叶蔬菜中，如苜蓿、菠菜、白菜等。维生素 K 摄入不足易出现凝血功能不正常，导致鼻出血、尿血、皮肤黏膜瘀血、胃出血等。

（五）膳食纤维

膳食纤维是一种不易被消化和吸收的食物营养素，主要来自于植物的细胞壁，包含纤维素、半纤维素、树胶、果胶及木质素等。常见于食物中的大麦、豆类、胡萝卜、柑橘、亚麻、燕麦和燕麦糠、小麦糠、玉米糠、芹菜、果皮和根茎蔬菜。长期膳食纤维摄取不足会导致便秘，甚至引起痔疮。

（六）糖类

糖类是为生命活动提供能源的主要营养素，除供能外，它还促进其他营养素的代谢，与蛋白质、脂肪结合成糖蛋白、糖脂，组成抗体、酶、激素、细胞膜、神经组织、核糖核酸等具有重要功能的物质，旧称碳水化合物，是自然界存在最多、分布最广的一类重要的有机化合物。糖类的主要食物来源有：谷物（如水稻、小麦、玉米、大麦、燕麦、高粱等）、水果（如甘蔗、甜瓜、西瓜、香蕉、葡萄等）、干果类、干豆类、根茎蔬菜类（如胡萝卜、番薯等）、精制糖等。

（七）脂肪

脂肪是储存和供给能量的主要营养素，它与蛋白质、糖类是产能的三大营养素。脂肪在供给人体能量方面起着重要作用，每克脂肪所提供的热能为同等重量糖类或蛋白质的 2 倍。机体细胞膜、神经组织、激素的构成均离不开它。脂肪还起以下作用：保暖隔热，支持保护内脏、关节、各种组织，促进脂溶性维生素吸收。人类饮食脂肪主要来源于动物脂肪组织、肉类及植物种子。供给人体脂肪的动物性食品主要有猪油、牛脂、羊脂、奶脂、蛋类及其制品；植物性食物主要有菜油、大豆油、麻油、花生油等植物油及坚果类食品。

二、产妇营养配餐及催乳汤制作

（一）产妇营养配餐要求

处于哺乳期的产妇要逐步补充由于妊娠、分娩所损耗的营养储备，要分泌乳汁，还要承担哺育婴儿的重担，因此，保证充足的营养是非常重要的。产妇哺乳

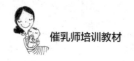

期间膳食安排要注意以下几点。

1. 种类齐全，不偏食

尽量做到种类齐全，不偏食，数量要相应增加，以保证能够摄入足够的营养素。除了吃谷类食物等主食外，副食也应该多样化，一天以 5 ~ 6 餐为宜。

产妇的膳食中主食不能单一，不能只吃精白米、面，应该粗细搭配，并适当吃些杂粮，如燕麦、小米、赤小豆等。

2. 供给充足的优质蛋白质

动物性食品如鸡蛋、禽肉类、鱼类等可提供优质蛋白质，宜多食用。产妇每天摄入的蛋白质应保证有 1/3 以上来自动物性食品；大豆类食品能提供质量较好的蛋白质和钙质，也应充分利用。

3. 多食含钙量丰富的食品

产妇对钙的需求量较大，需要特别注意补充。牛奶、酸奶含钙量较高，并且易于吸收利用，每天应供给一定数量。小鱼、小虾含钙量丰富，可以连骨带壳食用。深绿色蔬菜、豆类也可以提供一定数量的钙。

4. 多摄入含铁量高的食物

为了预防贫血，产妇应多摄入含铁量高的食物，如动物的肝脏、肉类、鱼类、蔬菜（如油菜、菠菜等）、大豆及其他豆制品等。

5. 摄入足够量的新鲜蔬菜、水果和海藻类

新鲜的蔬菜和水果含有多种维生素、无机盐、纤维素、果胶、有机酸等成分，海藻类还可以供给适量碘。这些食物可以增加食欲，防止便秘，促进乳汁分泌。

6. 注意烹调方法

动物性食物的烹调方法以煮或烧为最好，少用油炸。需要供给一些汤汁以利泌乳，如鸡汤、鸭汤、鱼汤、肉汤、蔬菜汤等，这样既可以增加营养，还可以补充水分，促进乳汁分泌。

7. 避免高盐、辛辣食物

应避免摄入高盐食品，产妇尽量避免吸烟、饮酒、喝咖啡等。酒会抑制泌乳

反射，减少乳汁分泌。

（二）产妇营养食谱

产妇每日食谱可参考表 5-1 ～ 表 5-4，应保证种类齐全，不偏食，尽量变换花样。

表 5-1　产妇每日食谱（1）

餐别	食谱
早餐	冲奶粉：全脂奶粉 15 克 红糖煮蛋：鸡蛋 35 克，红糖 10 克 炸油条：油条 100 克 炒萝卜丝：胡萝卜 50 克
加餐	清汤牛肉面：龙须面 100 克，牛肉 25 克，胡萝卜 50 克
午餐	饼：烙饼 250 克 萝卜焖羊肉：羊肉 50 克，白萝卜 100 克 烧白菜：大白菜 100 克 小米粥：小米 50 克
加餐	红枣粥：大米 50 克，红枣 20 克，红糖 20 克 蛋糕：100 克
晚餐	米饭：大米 250 克 生姜炒鸡肉：鸡肉 100 克，生姜 25 克 炒土豆丝：土豆 150 克 粉丝鸡汤：粉丝 15 克，鸡汤适量
加餐	排骨汤：猪排骨 50 克，胡萝卜 50 克，粉丝 25 克 炸油饼：油饼 100 克

表 5-2　产妇每日食谱（2）

餐别	食谱
早餐	豆浆：鲜豆浆 250 毫升 红糖煮蛋：鸡蛋 35 克，红糖 10 克 炸油条：油条 100 克 豆芽拌粉丝：黄豆芽 50 克，粉丝 25 克
加餐	花生煲猪脚：猪脚 25 克，花生 15 克，粉丝 50 克 花卷：标准粉 50 克

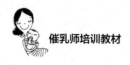

餐别	食谱
午餐	馒头：标准粉 250 克 豆腐鲫鱼汤：鲫鱼 50 克，豆腐 50 克 炒土豆丝：土豆 150 克
加餐	甜粥：大米 50 克，红糖 20 克 饼干：50 克 炒萝卜丝：胡萝卜 100 克
晚餐	米饭：大米 250 克 焖鸡块：鸡肉 50 克 炒油菜：油菜 150 克 香菇笋片：香菇 15 克，笋片 20 克
加餐	百合小米粥：小米 50 克，百合 15 克 桃酥：50 克

表 5-3 产妇每日食谱（3）

餐别	食谱
早餐	猪肝粥：大米 50 克，猪肝 25 克 煮蛋：鸡蛋 35 克 拌黄瓜：黄瓜 50 克，红糖 10 克
午餐	肉菜包：标准粉 250 克，猪肥瘦肉 50 克，小白菜 150 克，葱 25 克 小米粥：小米 50 克
加餐	牛奶：鲜牛奶 250 毫升，红糖 10 克 饼干：100 克
晚餐	米饭：大米 250 克 赤小豆焖鲤鱼：鲤鱼 50 克，赤小豆 25 克 紫菜萝卜汤：紫菜适量，粉丝 25 克，白萝卜 50 克
加餐	红枣粥：大米 50 克，红枣 20 克 钙奶饼干：50 克

表 5-4 产妇每日食谱（4）

餐别	食谱
早餐	牛奶蛋花：鲜牛奶 250 毫升，鸡蛋 35 克 蛋糕：50 克 糖拌西红柿：西红柿 100 克，红糖 15 克

餐别	食谱
加餐	红枣粥：大米 100 克，红枣 20 克 饼干：100 克
午餐	花卷：标准粉 250 克 芹菜炒肉丝：猪瘦肉 50 克，芹菜 150 克 紫菜粉丝鸡汤：紫菜适量，粉丝 20 克，鸡汤适量
加餐	豆奶：200 毫升 饼干：钙奶饼干 100 克
晚餐	米饭：大米 250 克 豆腐煲猪脚：猪蹄 50 克，豆腐 50 克 炒生菜：生菜 150 克 海带虾米蛋汤：海带 15 克，虾米 10 克，鹌鹑蛋 25 克
加餐	金针银耳粥：金针菜 15 克，银耳 15 克 桃酥：100 克

（三）催乳中药

1. 王不留行（图 5-2）

王不留行有活血通乳、下乳、消肿敛疮、利水通淋的功效，有"通乳圣药"之称。因其善通利血脉，行而不住；上可通利血脉而通乳汁、消痈，下能通利血脉而通经，以善于行血而知名，故取"虽有王命不能留其行"的意思，称之为"王不留行"。王不留行治乳汁多而不通；如乳汁少之虚证，则需配用补益气血之药如黄芪、当归。

2. 通草（图 5-3）

通草是催乳常用中药之一，有清热利尿，通气下乳的功效。用于湿温尿赤，淋病涩痛，水肿尿少，乳汁不下。《滇南本草》认为通草有利尿和促进乳汁分泌的作用。常用于湿热引起的小便不利，对产后乳汁不畅或乳汁不下有奇效，常与王不留行配伍煎服。

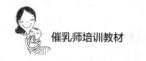

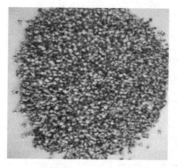

图 5-2　王不留行

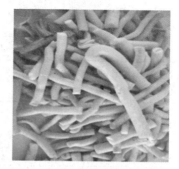

图 5-3　通草

3．路路通（图 5-4）

路路通有祛风通络、利水、下乳的功效。用于乳汁不通、乳房胀痛，常与王不留行、漏芦等配伍应用，通乳效果极佳。

4．丝瓜络（图 5-5）

丝瓜络味苦、性凉，归肺、肝、胃经。能通经活络、解毒消肿。如果出现乳腺炎症，乳房时有包块，乳汁分泌不畅，将丝瓜络放在高汤内炖煮，可以起到通调乳房气血，催乳和开胃化痰功效。

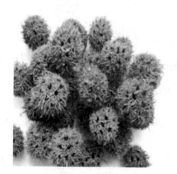

图 5-4　路路通

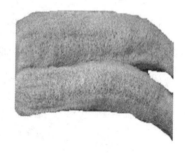

图 5-5　丝瓜络

5．桑寄生（图 5-6）

桑寄生有祛风湿、益肝肾、安胎的功效。用于产后乳汁少、乳汁不畅或乳房胀痛，可与路路通、丝瓜络配伍应用。

6. 漏芦（图 5-7）

漏芦有清热解毒、消肿排脓、下乳、通筋脉、缓解乳房肿痛、促使乳腺畅通的功效。常与王不留行配伍应用。

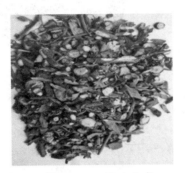 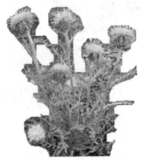

图 5-6　桑寄生　　　　　　　　　图 5-7　漏芦

（四）催乳汤制作

产后乳汁的分泌，是在丘脑下部分泌的泌乳素的作用下产生的。产后及时哺乳，通过婴儿吸吮乳头而产生泌乳反射，可增加泌乳素的分泌，从而保证乳汁的生成。如果产后不及时哺乳，则往往导致乳汁分泌不足。乳汁的分泌及乳汁的品质与食物营养有密切关系，营养充足则乳汁量多质稠，如营养缺乏则乳汁量少质稀。在实际治疗缺乳时，往往采用益气养血与通行乳络两法相结合，其效果比单一方法好。下面介绍的催乳汤既可于乳汁正常时食用，以充当营养食物；也可于缺乳时食用，可催乳并辅助治病。

1. 归芪鲫鱼汤（图 5-8）

【原料】鲫鱼 1 尾（250 克），当归 10 克，黄芪 15 克。

【制作】将鲫鱼洗净，除去内脏和鱼鳞，与当归、黄芪同煮至熟即可。饮汤食鱼，每日一次。

【功效】适用于产后气血不足，食欲不振，乳汁量少。

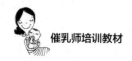
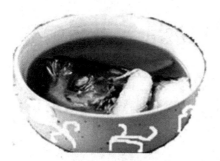

图 5-8　归芪鲫鱼汤

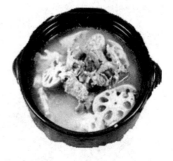

图 5-9　猪骨炖莲藕

2.　猪骨炖莲藕（图 5-9）

【原料】猪腿骨 1000 克，莲藕 400 克，豆腐 200 克，红枣 300 克，生姜、精盐、味精各适量。

【制作】猪腿骨洗净，斩成块，放入沸水锅中焯一下，捞出，沥净血水。莲藕去皮，洗净，切成块。生姜洗净，切成片。豆腐切成块，红枣洗净。锅置火上，放入适量清水，加入骨块、豆腐、红枣，烧沸，改小火慢煮至熟烂，加入精盐、味精调味后稍煮，即可食用。

【功效】富含优质蛋白质、钙、维生素、糖类及矿物质，具有益气补血、润肠清热、凉血安神的作用。产妇食用可通络下乳、补钙。

3.　通草鲫鱼汤（图 5-10）

【原料】通草 6 克，活鲫鱼 1 条。

【制作】把鲫鱼洗净，去鳞、去内脏，然后加通草一同煮成鲫鱼汤。食用时吃鱼喝汤，每天喝 2 次，连喝 3 ~ 5 天，汤宜淡一些。

【功效】鲫鱼具有通乳、利水的功效，通草可通气下乳，搭配在一起煮汤不仅可以提高催乳效果，还利于产妇身体复原。

4.　乌鸡白凤汤（图 5-11）

【原料】乌骨鸡 1 只（约 1000 克），白凤尾菇 50 克。

【制作】鸡处理干净后放入清水中，加姜片煮沸，加上黄酒、葱结，用小火焖煮至熟，放入白凤尾菇，调味后煮沸 3 分钟即可起锅食用。

【功效】乌骨鸡滋补肝肾的效用较强，食用本菜可补益肝肾、生精养血、养益精髓、下乳增奶，对于产后补益、增乳尤妙。

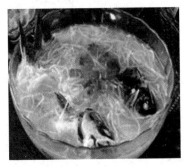
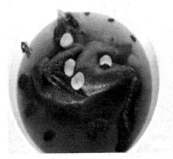

图 5-10　通草鲫鱼汤　　　　图 5-11　乌鸡白凤汤

5. 丝瓜仁鲢鱼汤（图 5-12）

【原料】丝瓜仁 50 克，鲢鱼 1 条

【制作】先把鲢鱼洗净、去鳞、去内脏，然后与丝瓜仁一起煮成汤。产妇食用时可以少放些酱油，但不放盐，吃鱼喝汤一次完成，每天喝 1 次，连续喝 3 天。

【功效】丝瓜仁具有催乳作用，鲢鱼有补虚、理气、通乳的功效，此汤对血虚引起的乳汁分泌不足有一定效果。

6. 木瓜花生大枣汤（图 5-13）

【原料】木瓜 750 克，花生 150 克，大枣 5 粒，冰糖少许。

【制作】将木瓜去皮，去核，切块。再将木瓜、花生、大枣和 8 碗水放入煲内，放入冰糖，待水沸后改用文火煲 2 小时即可饮用。

【功效】部分妇女产后因乳汁不足，在哺乳时会产生缺乳汁问题，木瓜花生大枣汤对增加乳汁有显著效用。

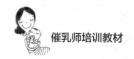
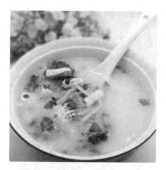

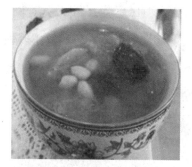

图 5-12　丝瓜仁鲢鱼汤　　　图 5-13　木瓜花生大枣汤

7. 猪蹄桑寄生通乳汤

【原料】猪蹄 2 只，桑寄生 12 克，王不留行 9 克，生姜、胡椒、葱头、味精、食盐各适量。

【制作】将三者同放砂锅内加适量清水炖至猪蹄熟烂，加生姜等调味即成，吃肉饮汤，每日一次，连食 7 日。

【功效】适用于乳汁不下。

8. 赤豆鲤鱼汤（图 5-14）

【原料】鲤鱼 1 条，赤小豆 50 克。

【制作】将鲤鱼去鳞、鳃及内脏，清洗干净，切成三四块；将赤小豆淘洗干净，浸泡 2 小时，将泡胀的赤小豆用清水煮至七成熟，加入鲤鱼块，用文火煮至烂熟，不加调料，食肉饮汤。

【功效】产前安胎消肿，产后通乳下奶，主要适用用于产后乳少症。

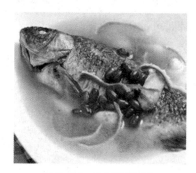

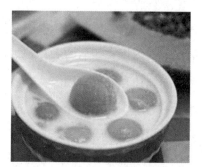

图 5-14　赤豆鲤鱼汤　　　图 5-15　木瓜炖牛奶汤

9. 木瓜炖牛奶汤（图5-15）

【原料】木瓜250克，牛奶1杯，冰糖1小块。

【制作】将木瓜去皮，切小块，再把切块的木瓜放入炖盅里，放一小块冰糖（根据产妇平时的喜好掌握加糖的分量），大火炖30分钟，把牛奶倒进炖盅里，盖过木瓜即可，小火炖开即可食用。

【功效】能促进乳房发育，促进乳汁分泌。

10. 三鲜汤（图5-16）

【原料】水发海参50克，鸡脯肉（公鸡）50克，大虾1个，冬笋10克，油菜心10克，酱油、盐少许，香油、鸡汤适量。

【制作】将冬笋切成小片；油菜心洗净，用沸水烫一下；海参、鸡脯肉切成小薄片；大虾去掉头、皮、沙线，切成薄片。锅中放鸡汤烧开，加入海参、鸡肉、大虾、冬笋片、油菜心，再加入盐、酱油烧开，撇去浮沫，淋入香油，出锅即可。

【功效】可通乳、下乳。

11. 虾仁馄饨汤（图5-17）

【原料】新鲜虾仁50克，猪肉50克，胡萝卜15克，葱20克，姜10克，馄饨皮8～10个。

【制作】将新鲜虾仁、猪肉、胡萝卜、葱、姜放在一起剁碎，加入调料拌匀；把做成的馅料分成8～10份，包入馄饨皮中，再放入沸水中烫熟；锅里加高汤煮开，放入已烫熟的馄饨，再加香菜、葱末等调料。

【功效】虾仁性温味咸，富含蛋白质、脂肪及各种维生素，对产后血虚、乳汁缺乏很有帮助。

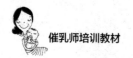
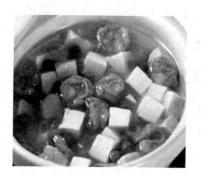

图 5-16　三鲜汤

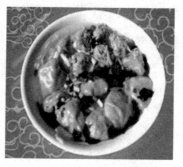

图 5-17　虾仁馄饨汤

催乳师手记

催乳师手记

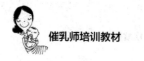
本章习题

1. 产褥期的饮食指导原则有哪些?

2. 阐述七大营养素的组成及来源。

3. 常见催乳中药有哪些?

4. 举例说出五种催乳汤的制作方法。

第六章　科学育儿

人生前三年的教育是潜意识教育，它是形成一个人基本素质的具有远期效应的教育。我国古人流传一句谚语："三岁看大，七岁看老。"因为正常的大脑发育，在 3 岁以前最快。出生时脑重量为 370 克，此后第一年内脑重增长速度最快，6 个月时为出生时的 2 倍，占成人脑重的 50%，而儿童体重要到 10 岁才达到成人的 50%。可见，婴儿大脑的发育速度大大超过了身体发育的速度。如果要发挥大脑的最大潜能，应特别注重 0 ~ 3 岁的早期教育。

【本章学习内容】

1. 熟知科学喂养。

2. 熟知科学睡眠。

3. 熟知科学排便。

4. 熟知五项智能训练。

第一节　科学喂养

母乳是婴儿最理想的天然食品。母乳不仅营养丰富，容易被婴儿消化吸收，而且含有多种免疫成分，所以，母乳喂养的婴儿患病率极低，母乳喂养也是婴儿喂养的最佳选择。一般健康母亲的乳汁分泌量常可满足 4 ~ 6 个月以内婴儿营养的需要。

一、母乳喂养

纯母乳喂养要按需哺乳，只要宝宝需要可不定时哺乳。母亲饮食要均衡，多喝奶，吃蛋白质丰富的食物。母亲应保持愉快情绪，避免紧张焦虑。孩子出生后24小时内尽量不加配方奶，前3天也尽量不要添加，孩子哭不一定是饿哭，可能是环境、温度、亮度的改变让他不适应，没有安全感。孩子的胎便3天才能排净，胃排空了才有饥饿感。1个月后的婴儿，只要母乳充足，每次喂奶量增加，吸奶的间隔时间会自然延长，此时可逐渐采取定时喂养，但时间不能规定得过于呆板，否则会造成母亲精神紧张。一般情况下，2个月以内婴儿每间隔3~4小时喂奶一次，一昼夜吃6~8次；3~4个月婴儿每日喂6次左右。

二、混合喂养

母乳喂养的婴儿，体重增长不理想说明母乳不足，此时应选用配方奶或其他代乳品加以补充。混合喂养虽然比完全人工喂养好，但终究不如纯母乳喂养，而且用奶瓶喂养，可使婴儿产生乳头错觉，而不愿吸吮母亲乳头。如果母乳分泌量不足，必须想办法增加乳汁分泌量，如保证母亲的营养、充足的睡眠、必要时进行专业催乳等。

混合喂养的过程一般是先喂母乳，等两侧乳房的乳汁排空后，再喂代乳品。如母亲因事无法喂奶，可以每天喂数次代乳品，但每天喂哺母乳不宜少于3次，否则，母乳分泌有减少的可能。

三、人工喂养

母亲因有疾病或其他原因不能喂母乳，而全部用其他奶类或代乳品喂养婴儿，称人工喂养。人工喂养常选用牛奶、羊奶、奶粉。目前，市面上有多种配方奶粉，分别适用于不同月龄的婴儿。羊奶中的叶酸含量很少，长期喂羊奶易发生巨幼红细胞性贫血，所以需添加叶酸。奶粉喂养的需要注意补充水分和奶瓶消毒（图6-1）。

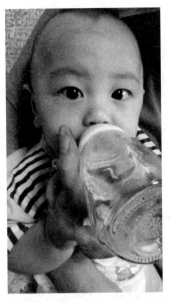

图6-1　人工喂养

（1）按需要定时定量，1～2个月的婴儿，每日应喂6～7次，每次喂奶的间隔，白天以3～4小时为宜，夜晚可间隔6小时左右；3个月的婴儿每日可喂奶5次，间隔3～4小时，夜间可停喂一次。

（2）两次母乳之间喂水，一天喂水2～3次，每次50毫升左右。另外观察尿量，孩子一天尿6次左右是正常的。也可给婴儿喝水果汁、蔬菜汁等。

（3）如果婴儿对奶嘴不适应，不用着急，每天都试着喂他一次，这样宝宝可以慢慢接受。

（4）配方奶不要配制过浓。如果太浓，婴儿血液中的尿素氮含量会增加，而尿素氮是对人体有害的。

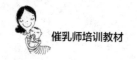
（5）人工喂养的婴儿需添加鱼肝油、维生素等。

四、食具的消毒

食具被细菌污染是导致婴儿腹泻的主要原因，因此，护理人员必须做好食具的消毒。婴儿的食具如奶瓶、橡胶奶嘴、水瓶、小碗、小勺等，每日要消毒。

消毒方法：将奶瓶洗干净，放入锅内，锅内放入凉水，水面要盖过奶瓶的高度，加热煮沸5分钟，用夹子夹出，盖好无菌纱布待用。橡胶奶嘴在沸水中煮3分钟即可。

五、果汁、蔬菜汁的做法

1. 果汁的做法

选用富含维生素 C 的新鲜、成熟的水果，如柑橘、草莓、桃子、苹果等，洗净、去皮、用小刀把果肉切成小块或直接搅碎放入碗中，用汤匙背挤压出果汁，或用榨汁器制作果汁（图6-2）。

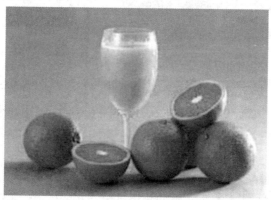

图6-2　果汁

2. 蔬菜汁的做法

选用鲜嫩的蔬菜，如黄瓜、西红柿等，洗净，切碎，放于沸水中，盖上锅盖煮开。稍凉后，将菜汁盛出即可（图6-3）。

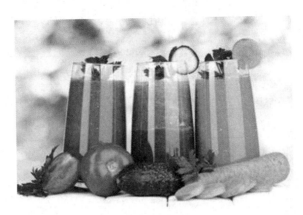

图 6-3　蔬菜汁

3．果汁、蔬菜汁的喂法

开始时可向果汁、蔬菜汁中加入等量的温开水，第一天每次只喂 1 小勺，第二天每次 2 小勺，第三天每次 3 小勺……这样每天逐渐添加，直到婴儿习惯。喂奶前不要喂果汁或菜汁，最好在两次喂奶中间或婴儿活动后来喂。苹果、西红柿有收敛作用，可使大便变干，柑橘、西瓜、桃子可使大便变软。

催乳师手记

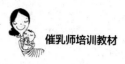

催乳师手记

第二节　科学睡眠

一、新生儿睡眠

刚刚出生的婴儿没有白天和晚上的概念,新生儿一天大部分时间都是在睡觉,每天会睡 16 ~ 18 小时;只有在饥饿、尿布浸湿、寒冷或有其他干扰时才会醒。他通常会一口气睡上 2 ~ 4 小时。刚开始的时候,他会不分昼夜地吃奶,但是他逐渐就会在晚上睡得稍微比白天的时候时间长一些(图 6-4)。

在白天,当妈妈给婴儿喂奶的时候,要多同他说话,要让整个气氛轻松愉快。到了晚上,尽量将声音放低或保持安静,灯光调暗。如果婴儿白天一整天都在睡觉,在吃奶的时候也在打瞌睡,要想办法弄醒他再让他吃东西。他应该习惯长一点的睡眠时间是在晚上。到了这个阶段,护理人员和妈妈要帮助他开始调理生活。

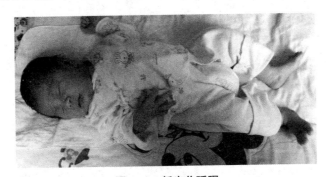

图 6-4　新生儿睡眠

二、新生儿睡眠分不清白天和黑天

对新生儿来说,睡眠也需要慢慢地学习。孕期时候,胎儿 24 小时全是黑夜。出生后,有了黑夜白昼,妈妈要帮助他更快地区分白天和黑夜的差异,让他白天更多地醒着玩耍,主要睡眠时间集中在夜里。

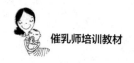

（1）白天在有光线的屋子里小睡，以此来缩短白天多余的睡眠。晚上让他在黑暗、安静的房间里睡觉。

（2）晚上睡觉前给婴儿洗个澡，换上干净的睡衣裤，让他明白夜间睡眠和白天小睡的区别。

（3）将最后一次喂奶时间固定下来，几天后，婴儿就会习惯在这个固定的时间里感到饥饿。

（4）晚上喂奶时保持安静，不要在半夜里对着婴儿说话或唱歌。把这些活动留在白天进行。

三、新生儿含着奶嘴睡眠

几乎所有的父母都不可能面对婴儿夜里的哭声而无动于衷，他们会想尽一切办法把哭声压下去。安抚奶嘴这些"助睡"方法是你而不是婴儿自己想出来的（图6-5）。短时间内，这些方法好像效果很好，其实它妨碍婴儿学会自己入睡。

夜间婴儿哭闹时，可以试试这些方法。

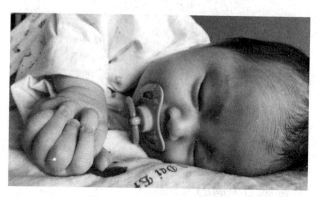

图6-5　新生儿含奶嘴睡眠

（1）睡觉前的一段时间，你要和他一起安静地度过。睡前过度兴奋或过度疲劳，都有可能造成入睡困难。

（2）在婴儿似睡非睡的时候，把他放在小床上。否则宝宝中途醒来发现和入睡时的情景不一样会感到害怕。

（3）开始的时候，婴儿可能会哭着反抗。你可以轻轻地将房门关上，过两三分钟进去看看他，这样重复几次，每次你返回去看他的时间逐渐从 3 分钟延长到 5 分钟、7 分钟……直到他自己睡着为止。

四、新生儿抱着就睡放下就醒

婴儿的睡眠分为深睡眠和浅睡眠两种状态。对婴儿来说，深睡眠和浅睡眠基本各占 50%，而且是不断交替的。深睡眠时，婴儿处于完全休息状态，除了偶尔的惊跳和极轻微的嘴动外，没有其他活动；浅睡眠时，婴儿的手臂、腿和整个身体经常会有些活动，脸上还可能会做怪相、皱眉、微笑等。抱着睡确实可以让婴儿获得一种安全感，但也容易让婴儿形成依赖。等到婴儿大一点，我们想改变有时会很困难。建议从婴儿出生开始，慢慢让婴儿在婴儿床上睡觉，逐步培养婴儿独立入睡的能力。

五、新生儿夜啼

在排除了婴儿不是因为饥饿、衣服过紧、大小便等等原因外，婴儿在睡着后突然大声啼哭。这在医学上称为"婴儿夜间惊恐症"。如果婴儿没有疾病，一般是由于白天受到不良刺激，如惊恐、劳累等引起的。婴儿睡觉时四肢抖动一般是白天过度疲劳所引起的，不必担心。需要注意的是，婴儿睡觉时听到较大响声而抖动是正常反应；相反，若是毫无反应，而且平日爱睡觉，则当心可能是耳聋。婴儿睡眠时哭闹，时常摇头、抓耳，有时还发热，则可能是患了外耳道炎、湿疹或是中耳炎。应该及时检查婴儿的耳道有无红肿现象，皮肤是否有红点出现，如果有的话，及时将婴儿送医院诊治。

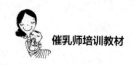

只要婴儿睡眠有规律，睡醒后精力充沛、情绪愉快、食欲良好，其体重、身长、头围、胸围等在正常的范围内增长，就说明婴儿睡眠状况良好。

催乳师手记

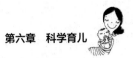

催乳师手记

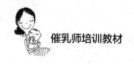

第三节 科学排便

一、胎便

新生儿刚出生时，排出的胎便呈黑绿色，像蜂蜜一样黏黏糊糊的。由于新生儿的胎粪由羊水、皮屑和吸收子宫里的其他东西构成，没有什么味道，所以你可能都意识不到给宝宝换尿布，在新生儿出生 2 ~ 4 天后，他的大便颜色会变浅，带点军绿色，也不那么黏，这叫"过渡大便"，这种大便表明他开始消化最早吃到的母乳或配方奶，他的肠道功能运转正常（图 6-6）。

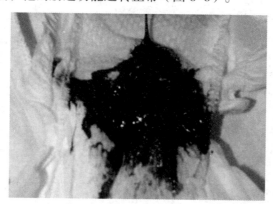

图 6-6 胎便

正常情况下，新生儿会在呱呱坠地后的 24 小时内排出人生第一次便便——胎便，并在 2 ~ 3 天内排尽。如果宝宝超过 24 小时才排便或只排少量便便，这意味着有肠道方面的异常状况。

二、母乳排便

纯母乳喂养的宝宝大便是黏糊状或凝乳状，颜色是黄色或有点发绿。新生儿的大便有时也很稀，像腹泻一样，味道不臭（图6-7）。如果宝宝的尿布上大便是亮绿色，有泡泡，像海藻一样，那说明宝宝前奶吃得太多，而后奶吃得不够。

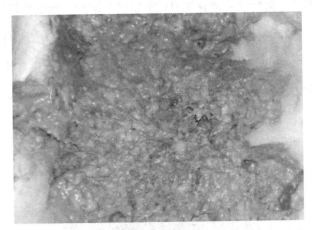

图6-7　正常便

三、配方奶排便

吃配方奶的宝宝大便次数较少，排出的大便是浆状的，像花生酱一样，大便颜色是棕色系的，包括深棕色、绿棕色、棕褐色等，配方奶排便的味道要比母乳喂养宝宝排便的味道大，但比添加辅食宝宝排便的味道要小（图6-8）。

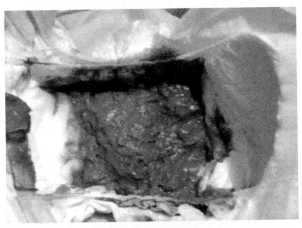

图6-8　配方奶排便

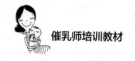
四、腹泻排便

　　婴幼儿腹泻，又名婴幼儿消化不良，是婴幼儿期的一种急性胃肠道功能紊乱，以腹泻、呕吐为主的综合征，以夏秋季节发病率最高。婴儿腹泻时的大便非常稀，看起来全是水，大便的颜色是绿色或褐色，很可能会从尿布里渗出来，若宝宝腹泻厉害，要及时去医院，防止脱水（图6-9）

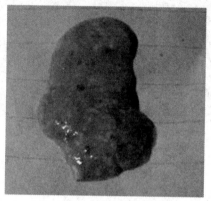

图6-9　腹泻排便

催乳师手记

_____

_____

_____

_____

_____

_____

_____

_____

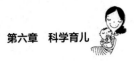

催乳师手记

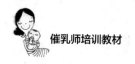

第四节　早期智能开发——五项智能训练

一、新生儿五项智能训练

生命最初的第一个月是人一生中脑发育最快也是最重要的时期。婴幼儿的智能训练已经提前到月子时期，而学习能力是有关键期的，在不同的时期应给予不同的刺激，以便使这些能力最大限度地发挥出来。

智能训练主要分为五个步骤：大动作能力训练、精细动作能力训练、言语发展训练、社会适应行为训练、感知觉训练。

1.　大动作能力训练

新生儿抚触操和被动操可改善睡眠，促进消化，提高新生儿免疫力（表6-1、图6-2）。

表 6-1　新生儿抚触操

部位	抚触方法
前额	将双手大拇指放在新生儿的双眉中心，其余的四指放在新生儿头的两侧，拇指从眉心向太阳穴的方向进行按摩
下颌	双手的拇指放在新生儿下颌正中央，其余四指置于新生儿脸颊的两侧，双手拇指向外上方按摩至下方
头部	左右手交替动作，用手的前指肚部位从头部前发际滑向后脑直到耳后
胸部	双手放在新生儿胸前左右肋部，右手滑向左上侧，按摩至新生儿左肩部，此后换左手按摩至肩部
腹部	将右手放在新生儿腹部右下方，沿顺时针方向做圆弧形滑动，左手紧跟右手从右下腹部沿弧形按摩
上肢	双手握住新生儿一只胳膊，沿上臂向手腕的方向边挤压边按摩，再滑到手掌、手指，做完一只手臂，换另一只手臂
下肢	双手握住新生儿的一条腿，使腿抬起，沿大腿根部向下滑到脚踝，边挤压边按摩，再做脚掌、脚趾，做完换另一条腿

部位	抚触方法
背部	双手平行放在新生儿脊柱两侧,用双手向外侧滑触,从上至下依次进行;左右手交替放于背部脊柱上,由上向下滑触
骶部	右手放在新生儿骶部,呈螺旋形按摩
臀部	双手掌放在新生儿臀部两侧,做弧形滑动

在给新生儿做抚触操的室内温度以 28℃ 为宜,不要有对流风,室内环境宜安静,光线自然,可为新生儿播放优美的音乐。每个动作重复 4 遍,每日 1 ~ 2 次,抚触全部动作应在 10 分钟之内完成。

表 6-2　新生儿被动操

动作	操作方法
扩胸运动	握住新生儿的双手,令其双臂曲于胸前,然后双臂打开,平伸于身体两侧
伸展运动	握住新生儿的双手,上举至头两侧,双臂慢慢放下至身体两侧
屈腿运动	握住新生儿的一双小腿,令双腿膝关节上抬,并屈曲成 90 度,然后双腿慢慢伸直并拢
抬腿运动	握住新生儿的一双小腿,双腿伸直举至与身体呈 90 度,然后慢慢放下
转手腕	一只手握住新生儿的前臂,另一手握住新生儿的手掌,沿顺时针方向慢慢转动掌心,再沿逆时针方向慢慢转动。做完一只手换另一只手
翻身	一手扶住新生儿腹部,另一只手扶住新生儿肩背部,同时稍用力推肩,新生儿即可翻身呈俯卧状,然后进行抬头训练,锻炼颈部。30 ~ 60 秒后再翻转身呈仰卧位

2. 精细动作能力训练

精细动作训练主要是对手的灵活性的训练,可让新生儿多握成人的手指或自制小棉条、小玩具等,不定时放于新生儿手中抓握(从新生儿手中取出抓物时,可轻触其手背,新生儿会自动放手)。

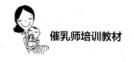

3. 言语发展训练

当新生儿具备了笑和发音的能力，可在新生儿安静觉醒时，与其面对面，距离 20 厘米左右，用轻柔、舒缓、清晰、高音调的声音对新生儿说话，内容可以是儿歌、诗词或安抚性的交流等。持续一会儿，可见新生儿肢体活动增加，出现微笑等愉快反应。

4. 社会适应行为训练

新生儿对脸谱性的图形及人脸有与生俱来的敏感和喜爱，可多给看脸谱型挂饰或与其面对面（距离 20 厘米左右）交流，使其形成对自身以外的人的认识。

5. 感知觉训练

（1）视觉。在婴儿床正上方 20 厘米处挂一些鲜艳的、色彩分明、大一些的图片或玩具，以促进视觉能力发展（图 6–10）。

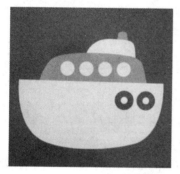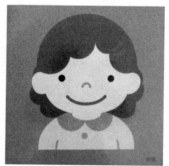

图 6–10　挂图

（2）听觉。可在新生儿安静觉醒、活动觉醒或睡眠时播放一些轻柔、舒缓的音乐（以古典音乐为佳），也可以播放儿歌、诗词朗诵等。

（3）触觉。同新生儿抚触及精细动作训练。

二、注意事项

以上操作程序并不固定，即每次训练不必按 1 ~ 5 项逐一完成，应视新生儿情绪及生活规律，灵活操作。

以上操作程序为统一整体，可多项同时进行，如做抚触时，可同新生儿说话、播放音乐等。

新生儿室内不必过于安静，维持正常环境即可，但应避免噪音。

不要给新生儿过度的视听刺激，如播放音乐时间以每次20～40分钟，每天3～4次即可，不要不停地同新生儿说话，应留给新生儿独处的时间。

催乳师手记

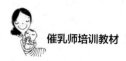
催乳师手记

第五节　安全防范

所谓安全,就是指没有危险、不受侵害、不出事故等;所谓防范,就是防备、戒备。每一个宝宝都是家庭幸福的结晶,父母都希望自己的宝宝能够健康快乐地成长。

一、环境安全

温度和湿度适宜,环境温度保持在 20℃ ~ 24℃,相对湿度 55 % ~ 65 %。新生儿体温中枢发育不完善,基础代谢较低,皮下脂肪少,体温可受外界环境温度的变化影响而波动,要定时开窗通风,每日两次,每次 30 分钟。婴儿的床旁边不要放任何杂物,小心堵住孩子的嘴。

二、探视安全

为了宝宝的健康,尽量减少和外人接触的次数。好友探视尽量不要坐在母婴的床上,触摸婴儿要先洗净双手或用消毒湿巾擦手。患感冒、咳嗽、呼吸道感染、腹泻、传染病的好友应谢绝探视。

三、喂养安全

婴儿要少食多餐,减少胃部的负担。每次喂奶后一定要把婴儿竖直抱起,轻拍宝宝背部,以利胃部气体排出。喂奶不要太急、太快,中间应暂停片刻,以便宝宝呼吸更通畅。奶瓶开口要适中,开孔太小,宝宝费力吸吮,空气容易从宝宝嘴角吸入;开孔太大容易呛奶而引起吸入性肺炎。喂奶结束不要晃动宝宝,让其右侧卧位。

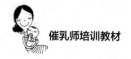
四、日常安全

婴儿前囟门未闭合，洗澡时要加以注意。给宝宝的玩具要安全环保无毒，悬吊的位置方式要牢固。使用爽身粉时要注意不要把粉末弄到宝宝的眼睛、嘴及外生殖器上。婴儿要独立睡一张小床，不要和大人睡在一张床上，以免大人熟睡伤及宝宝而不知。

环境安全、探视安全、喂养安全、日常安全几方面都需要做父母的细心，防止一切意外的发生，在婴幼儿意外伤害事故发生的因素中，父母的安全意识直接影响着宝宝的安全保护。因此，为人父母提高安全防护意识对预防宝宝意外伤害有重要意义！

催乳师手记

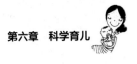

催乳师手记

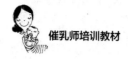

本章习题：

1. 简述新生儿喂养方式及操作。

2. 新生儿睡眠易出现哪些问题？应如何处理？

3. 新生儿大便有哪些特点？

4. 新生儿抚触操和被动操如何操作？

第七章 催乳师的职业道德与礼仪规范

催乳师的称呼严格来讲应当叫"通乳师"，真正的催乳技术不是单纯的用手法来操作的。催乳是一项专业的技能。催乳师可分为：初级催乳师、中级催乳师、高级催乳师三个等级。

【本章学习内容】

1. 了解催乳师的概念及从业的基本条件。

2. 了解催乳师的道德要求。

3. 掌握催乳师的岗位职责。

4. 掌握催乳师的职业礼仪规范。

第一节 催乳师的职业道德

催乳师是随着社会对母乳喂养意识的提高和市场需求而逐渐催生出来的新兴的朝阳职业，同时也是一个没有竞争的行业，被社会逐步认可和肯定。催乳师是指运用生理、中医、营养等相关知识，通过饮食、按摩、心理等技能和方法，帮助产妇解决无乳、乳少、乳汁淤积等问题并进行母乳喂养指导的从业人员。

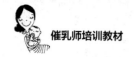

一、催乳行业的前景

统计数字表明，我国每年有接近 2000 万新妈妈和新生儿，这些产妇中缺乳、少乳等症状患者占 80% 以上，催乳市场潜力巨大。据不完全预测，全国需要催乳师 120 多万人，而现有实际从业人员（尚没有经过国家正式培训）在一个中等城市其数量少于 5 人，95% 以上的县级地区专业催乳师数量基本为零，全国催乳市场一片空白，专业催乳师极度缺乏，市场需求十分巨大，行业发展后劲无穷。随着母乳喂养更利于婴儿健康成长意识的深入人心，尤其是三聚氰胺、性早熟事件，更是让催乳师这个职业异常火爆，处于供少于求状态。据不完全统计，我国目前在社会上从事催乳服务的人员已近 10 万人，而他们之中绝大多数人都未经过正规、系统的专业培训，以至于在从事相关母乳喂养咨询与催乳服务等具体工作上很难达到应有的服务质量，因此，随着"二孩"政策的正式出台，我国更急需大批催乳师来为新妈妈解决母乳喂养问题。专家指出我国至少需要 120 万专业的催乳师，尚有 110 万催乳师缺口，催乳师将是未来具前途的金领级职业。

催乳是社会进步后催生的一种新生技能，同时也是需要在实践中不断完善和规范的一门学科。因此，催乳师应加强专业技能学习，提高自身综合素质，为该行业不断发展而做贡献。

二、催乳师从业的基本条件

（1）具有亲近感与积极性。

（2）有相当的表现能力，说话明确清楚。

（3）仪表整洁，性格爽朗，精神安定，具有耐心、爱心。

（4）有丰富的母婴护理知识。

（5）身体健康，无传染病。

（6）目前催乳师多为女性。

三、催乳师的职业道德要求

（1）遵守国家法律法规和社会公德，维护客户的合法权益。积极主动，讲究信用，坦诚相见，严于律己，宽以待人。

（2）尊重雇主，热情和蔼，忠诚本分，不泄露雇主隐私。

（3）树立良好的服务形象，明确服务宗旨，增强服务意识。做到爱岗敬业，也就是精业、勤业、敬业。

（4）勤奋好学，精益求精。不断通过各种渠道学习先进的科学知识和专业知识，提高自身素质。

四、催乳师的岗位职责

（1）正确判断产妇的母乳喂养问题，鼓励产妇进行母乳喂养。帮助产妇树立喂养的信心。

（2）完成专业操作。对产妇进行专业护理和操作，针对产妇的特点和心理状态进行心理疏导。

（3）正确进行催乳。采取科学、有效的办法对产妇进行正确的催乳，并在催乳过程中观察效果和发现新的情况，以有助于乳汁分泌。

（4）保健指导。掌握科学育婴知识和母乳喂养知识，对产妇进行保健指导。

催乳师手记

_____

_____

_____

_____

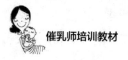
催乳师手记

第二节 催乳师的职业礼仪规范

礼仪是人类为维系社会正常生活而要求人们共同遵守的最基本的道德规范，它是人们在长期共同生活和相互交往中逐渐形成，并且以风俗、习惯和传统等方式固定下来。对催乳师来说，职业礼仪是催乳师的思想道德水平、文化修养、交际能力的外在表现。

一、日常礼仪

微笑是愉快心情的反映，也是礼貌和涵养的表现。催乳师要学会标准微笑，就是别人在离你 3 米的时候就可以看到你的微笑。面容祥和，嘴角微微上翘，露出上齿的 8（6）颗牙齿。注意要保持牙齿的清洁以表示尊重。需要藏起牙龈，以一定的角度咧开双唇，以一定的比例露出上牙，但是不能露出下牙，这样才能"制造出"完美的微笑（图 7-1）。

1. 谈话姿势

谈话的姿势往往反映出一个人的性格、修养和文明素质。所以，催乳师在同产妇交谈时，首先要正视产妇、认真倾听，不能东张西望、面带倦容、哈欠连天。否则，会给产妇心不在焉、傲慢无理等不礼貌的印象。

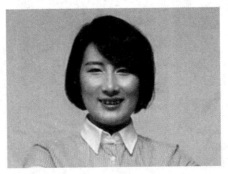

图 7-1 微笑

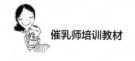

2. 站立姿势

站立是人最基本的姿势，是一种静态的美。站立时，身体应与地面垂直，重心放在两个前脚掌上，挺胸、收腹、收颌、抬头、双肩放松。双臂自然下垂或在体前交叉，眼睛平视，面带笑容。站立时不要歪脖、斜腰、曲腿等，尤其是在产妇的家里或医院等工作地点，不宜将手插在裤袋里或交叉在胸前，更不要下意识地做些小动作，那样不但显得拘谨，给人缺乏自信之感，而且也有失仪态的庄重。催乳师要训练符合礼仪规范的站姿，是培养仪态美的起点，其动作要领也是培养其他优美仪态的基础（图 7-2）。

3. 端坐姿势

坐，是一种静态造型。端庄优美的坐姿，给人以文雅、稳重、自然大方的美感。正确的坐姿应该是腰背挺直，肩放松。催乳师在产妇家里入座时两膝应并拢，双手自然放在膝盖上或椅子扶手上。起座要端庄稳重，不可猛起猛坐，弄得桌椅乱响，造成尴尬气氛。无论何种坐姿，上身都要保持端正，如古人所言的"坐如钟"。若坚持这一点，那么不管怎样变换身体的姿态，都会优美、自然，（图 7-3）。

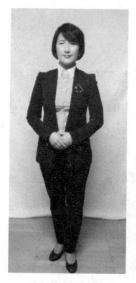 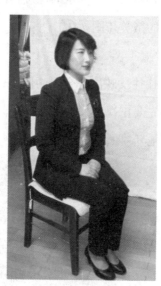

图 7-2　站立式　　　　　　图 7-3　端坐式

4. 行走姿势

行走是人生活中的主要动作，走姿是一种动态的美。"行如风"就是用风行水上来形容轻快自然的步态。正确的走姿是：轻而稳，胸要挺，头要抬，肩放松，两眼平视，面带微笑，自然摆臂。

5. 下蹲姿势

催乳师下蹲拾物时，应自然、得体、大方，不遮遮掩掩。两腿合力支撑身体，避免滑倒。应使头、胸、膝关节在一个角度上，使蹲姿优美。在下蹲时，都要将双腿靠紧，臀部向下。蹲姿三要点：迅速、美观、大方。若用右手捡东西，可以先走到东西的左边，右脚向后退半步后再蹲下来。脊背保持挺直，臀部一定要蹲下来，避免弯腰翘臀的姿势，以免尴尬（图7-4）。

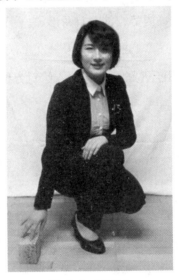

图7-4　下蹲式

二、电话礼仪

电话是日常生活中便利的通讯工具，催乳师会通过电话同产妇交流。因而，掌握正确的、礼貌待人的打电话方法是非常必要的。看起来打电话很容易，对着话筒同对方交谈，觉得和当面交谈一样简单，其实不然，打电话大有讲究。接听

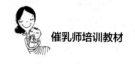

电话的基本要求如下。

（1）左手持电话说"您好"，右手拿笔。

（2）电话响过两声之后接听电话。

（3）说出公司、部门名称或催乳师×××。

（4）确定来电者的身份、姓氏及产妇身体情况。

（5）听清并记录对方来电的目的。

（6）注意声音自然、甜美，表情要面带微笑，有亲和力，让对方感到温暖、可信。

（7）电话交流过程中注意长话短说，重点突出，了解产妇是奶少，还是乳汁淤积，最后定上门服务时间。

（8）接电话应保持正确姿势，注意自身形象。

（9）电话结束前要复述产妇的门牌号及公交车次。

（10）电话结束应选用合适的文明用语，给对方留下良好的印象，等对方挂线后你再挂断。

三、拜访礼仪

拜访是一个礼节性较强的社会交流活动，拜访可以联络感情，增进友谊，促进工作进展，一位合格的催乳师要注意穿着自然得体，简洁大方。到客户家里拜访时需要注意以下礼仪细节。

1. 拜访前的相邀礼仪

不论因公还是因私拜访，都要事前与产妇电话联系。联系的内容主要有以下四点。

（1）自报家门（姓名、单位、职务）。

（2）询问产妇是否有时间或何时有时间。

（3）提出访问的内容（如按摩后奶量是否增加），便于对方有所准备。

（4）在产妇同意的情况下，定下具体拜访的时间。注意，要避开产妇吃饭和休息的时间，特别是午睡的时间。最后，向对方表示感谢。

2. 拜访中的举止礼仪

（1）催乳师要守时守约，不要迟到，也不宜提前过多，宜提前 5 ~ 10 分钟。

（2）讲究敲门的艺术。催乳师到达产妇的家门口时，要用食指敲门，力度适中，间隔有序敲三下，等待回音。如无应声，可再稍加力度，再敲三下，如有应声，再侧身隐立于门框一侧，待门开时再向前迈半步，与开门人问好。

（3）产妇不让座不可随便坐下。如果产妇没有主动让座，催乳师自己不应先坐。待让座之后，要口称"谢谢"，然后采用规矩的礼仪坐姿坐下。（图 7-5）。

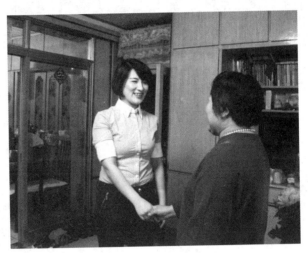

图 7-5　拜访礼仪

（4）催乳师在给产妇催乳时，不要吃葱、蒜、醋等带强烈刺激气味的食品；不大汗淋漓或疲惫不堪同产妇谈话，语言要温柔、和蔼。

（5）谈话时间不宜过长。起身告辞时，要向产妇表示"打扰"的歉意。出门后，主动说"请留步"。待产妇留步后，走几步，再回首挥手再见。

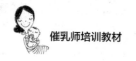

四、网络礼仪

1. 什么是网络礼仪

"网络礼仪"是指在网上交流信息时被嘉许的各种行为。现在是互联网时代，催乳师也要利用好互联网这个平台。很多产妇遇到各种乳房问题或新生儿喂养问题会通过网络向催乳师咨询，所以催乳师要了解互联网的礼仪原则，为自己更好地服务于产妇而锦上添花。

2. 网络礼仪的基本原则

（1）互敬原则。催乳师同产妇在互联网上交流时，要避免粗劣和无礼，当着人家面不能说的话在网上也不要说。不要随意评论产妇的长相、生活方式和饮食习惯等。另外，亲切、热情固然是好事，但如果对初次见面的人表现得过分亲切、热情的话，会令人难以接受，甚至会让人产生恐惧感。所以互相尊重是十分必要的。

（2）入乡随俗、尊重他人原则。催乳师如果在群里聊天，一般是许多人在一起，应该注意：不要发表污秽的言论，不发表过于长篇的言论，不要始终重复某一句话。针对某一个产妇谈话时，要先标明对方的姓名或者邀请她到单独的聊天室。

（3）争论时要心平气和、以理服人原则。不管论坛还是聊天室，五湖四海的人们共聚一起，意见总是有分歧的，矛盾总是存在的，争论是正常的现象。催乳师争论时要心平气和，用自己的专业知识去分析问题，要以理服人，不要进行人身攻击。

（4）不曝露隐私原则。催乳师不可泄露产妇的个人信息，如产妇真实姓名、地址、电话号码、门牌号、家庭情况、E-mail 等信息；以免给他人带来伤害；同时也要保护好自己的隐私，做好自我保护。

（5）网上待人宽容原则。当看到产妇在群里写错字、用错词、问一些很简单问题，催乳师不要直接指出，如果想给她建议，最好用电子邮件、短信或微信私下提议，这样可顾全他人面子（图7-6）。

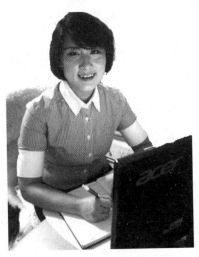

图 7-6　网络礼仪

催乳师手记

_____

_____

_____

_____

_____

_____

_____

_____

_____

_____

_____

_____

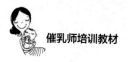
催乳师手记

本章习题：

1. 催乳师需具备哪些基本条件？

2. 催乳师的岗位职责包括哪些内容？

附　录

催乳师考核试题

一、选择题：（有单选、有多选）本大题共20小题，每题2分，共40分。

1. 五脏的生理功能特点（　　）。

A. 转化水谷，传化物而不藏　　　　B. 化生和储藏精气，藏而不泻

C. 似脏非脏，似腑非腑　　　　　　D. 既不似脏，又不似腑

2. 催乳素是腺体分泌的一种（　　）。

A. 乳汁　　　　B. 液体　　　　　C. 蛋白质激素　　　　D. 液体激素

3. 输乳管窦的作用是（　　）。

A. 储存乳汁　　B. 输运乳汁　　　C. 产乳汁　　　　　　D. 造乳汁

4. 按摩介质的作用是（　　）。

A. 好看　　　　　　　　　　　　　B. 催乳师按摩轻松一点

C. 润滑　　　　　　　　　　　　　D. 舒筋活血

5. 乳房胀满、疼痛，哺乳时更甚，乳汁分泌不畅，乳房肿块是（　　）的表现。

A. 气血虚弱　　B. 乳汁淤积　　　C. 乳腺炎　　　　　　D. 乳腺增生

6. 韭菜、麦芽水、人参、牛肉等会引起（　　）。

A. 中毒　　　　B. 抑制乳汁分泌　C. 腹泻　　　　　　　D. 嗜睡

7. 母乳喂养成功的措施（　　）。

A. 早开奶、勤吸吮、按需哺乳　　　B. 按时哺乳

C. 根据孩子需求哺乳　　　　　　　D. 勤吸吮

8. 产妇乳房清洁的方法，常用（　　）。

A. 温开水　　　　　B. 酒精　　　　　　　C. 凉水　　　　　　　D. 盐水

9. 母乳喂养婴儿时，每次一侧哺乳时间应控制在（　　）内，不宜太久

A.5 ~ 10 分钟　　B.10 ~ 20 分钟　　　C.30 分钟　　　　　　D.40 分钟

10. 产后 14 天以后分泌的乳汁为（　　），呈白色。

A. 初乳　　　　　　B. 过渡乳　　　　　　C. 成熟乳　　　　　　D . 晚乳

11. 产后缺乳的常见原因有（　　）。

A. 过早添加配方奶　　　　　　　　B. 乳母营养不良

C. 乳母睡眠不足　　　　　　　　　D. 产妇心情不好

12. 文胸佩戴注意事项（　　）。

A. 越贵越好　　　B. 漂亮为主　　　　C. 穿棉织品的　　　　D. 与外衣分开洗

13. 催乳师的基本手法有（　　）。

A. 点　　　　　　　B. 按　　　　　　　　C. 揉　　　　　　　　D. 拿

14. 按摩催乳治疗是促进（　　）改善局部的血液循环，利于乳汁的分泌和排出

A. 手的外力　　　　　　　　　　　B. 乳汁的分泌排解

C. 局部毛细血管扩张　　　　　　　D. 增加血管通透性

E. 加快血流速度

15. 催乳最主要的穴位有（　　）等。

A. 乳中穴　　　　　B. 乳根穴　　　　　　C. 膻中穴　　　　　　D. 天池穴

16. 催乳腧穴定位方法有（　　）。

A. 眼观法　　　　　B. 猜测法　　　　　　C. 解剖标志取穴法　　D. 同身寸法

17. 解剖标志取穴定位法有（　　）。

A. 固定标志法　　　B. 活动标志法　　　　C. 眼观法　　　　　　D. 指量法

18. 同身寸法的方法有（　　）。

A. 中指同身寸　　　B. 拇指同身寸　　　　C. 横指同寸　　　　　D. 手腕同身寸

19. 乳腺炎的分期有（　　）。

A. 无症状期　　　B. 早期　　　　　C. 化脓期　　　　　D. 溃破期

20. 催乳的常见中药有（　　）。

A. 桑寄生　　　　B. 漏芦　　　　　C. 玉米须　　　　　D. 通草

二、判断题：本大题共 20 题，每小题 2 分，共 40 分

1. 成熟乳的成分稳定，尤其是蛋白质维持在相当水平，但是成熟乳内的蛋白质略低于初乳。　　　　　　　　　　　　　　　　　　　　　　　　（　　）

2. 乳汁的分泌是需要两个环节来完成，即泌乳反射和喷乳反射来完成。

（　　）

3. Ⅱ型乳头部分内陷乳头颈存在，能轻易用手使内陷乳头挤出，挤出后与常人乳头大小相似。　　　　　　　　　　　　　　　　　　　　　　　　（　　）

4. 产妇做好乳房卫生应从孕后 6 个月开始，每天要清洁乳晕增强抵抗力。

（　　）

5. 用手掌掌面贴着治疗部位，手指自然伸直，做有节律的环形摩动应是指按摩法。　　　　　　　　　　　　　　　　　　　　　　　　　　　　　（　　）

6. 产妇在日常生活中可以盆浴。　　　　　　　　　　　　　　　（　　）

7. 催乳师应仪表整洁，性格开朗，有耐心，有亲和力，语言文明，身体健康。

（　　）

8. 母乳喂养有利于产妇子宫收缩，促进恶露排出，预防乳腺癌、子宫癌。

（　　）

9. 根据产妇意愿可吃软、硬、凉和刺激性食物。　　　　　　　　（　　）

10. 催乳按摩力度应有轻到重，循序渐进，以产妇适宜为度。　　　（　　）

11. 乳腺阻塞是乳房内乳汁未及时排空，乳房发胀、疼痛，乳腺管阻塞，导致乳汁排出不畅。　　　　　　　　　　　　　　　　　　　　　　　　　（　　）

12. 乳头皲裂是产妇哺乳期正常现象，不需要特殊处理。　　　　（　　）

13. 气血虚弱型缺乳的产妇合理的营养配餐也非常重要，催乳师在完成专业催乳之后，应进行饮食辅导。 （ ）

14. 抱 0 ~ 3 个月的婴幼儿时，应特别注意扶好头部、颈部和背部。 （ ）

15. 按摩手法的五大基本要求是指导按摩手法的原则。 （ ）

16. 产妇乳房出现硬块胀痛时，不要停止哺乳，应让宝宝尽量把乳房内乳汁吸吮干净。 （ ）

17. 新生儿过于哭闹，可以让新生儿养成抱着睡觉的习惯。 （ ）

18. 哺乳期乳房推拿按摩的好处可增加乳汁分泌，促进乳腺管畅通，让婴儿吸吮顺畅预防乳汁淤积，防止乳腺炎的发生。 （ ）

19. 触诊乳房时应注意检查乳房有无红肿、热痛、包块等。应从健侧开始后检查患侧。 （ ）

20. 产后第一时间喝催乳汤，以保证母亲的乳汁分泌。 （ ）

三、回答题：本大题共 5 题，共 20 分

1、顺产、剖宫产的产妇在什么时间适宜做催乳按摩？（2分）

2. 简述产妇膳食要点。（4分）

3. 母乳喂养的姿势有几种？（4分）

4. 增进泌乳的措施有哪些？（4分）

5. 新生儿出生三天后，产妇乳房无胀感，你应该如何为产妇操作促进乳汁分泌？（6分）

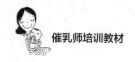

参考答案

一、选择题：本大题共 20 小题，每题 2 分，共 40 分。

1.B　2.C　3.A　4.CD　5.B　6.B　7.A　8.A　9.B　10.C　11.ABCD　12.CD

13.ABCD　14.CDE　15.ABCD　16.CD　17.AB　18.ABC　19.BCD　20.ABCD

二、判断题：本大题共 20 题，每小题 2 分，共 40 分

1.√　2.√　3.×　4.√　5.×　6.×　7.√　8.√　9.×　10.√

11.√　12.×　13.√　14.√　15.×　16.√　17.×　18.√　19.√　20.×

三、回答题：共 20 分

1.顺产、剖宫产的产妇什么时间适宜做催乳按摩？（2 分）

答：顺产 24 小时，剖宫产 48 小时。

2.简述产妇膳食要点。（4 分）

答：A.增加鱼、禽、蛋、瘦肉及海产品摄入。

　　B.适当增饮奶类、多喝汤水。

　　C.产褥期食物多样，不过量。

　　D.忌烟酒避免喝浓茶和咖啡。

　　E.科学活动和锻炼保持健康体重。

3.母乳喂养的姿势有几种？（4 分）

答：摇篮式、侧卧式、橄榄球式和交叉式。

4.增进泌乳的措施有哪些？（4 分）

答：帮助认识母乳喂养的重要性；母婴同室；按需喂奶；排空乳房、交替喂奶；掌握哺乳技巧，注意哺乳细节、哺乳方法；增加乳母营养；防止婴儿吐奶；

按摩；睡眠充足、饮食合理、心情愉快。

5.新生儿出生三天后，产妇乳房无胀感，你应该如何为产妇操作促进乳汁分泌？（6分）

答：（1）触诊——外上象限、外下象限、内下象限、内上象限的顺序。

（2）热敷——5～10分钟。

（3）点主穴——膻中穴、神封穴、膺窗穴、渊腋穴、乳根穴、天池穴。

（4）手法。

（5）点配穴——云门穴、中府穴、曲池穴、合谷穴、足三里穴、肝俞穴、膈俞穴、肝俞穴、脾俞穴、肾俞穴、肩井穴。

可附加下列答案：

（1）增加哺乳次数，可刺激乳汁分泌。

（2)在哺乳期间，务必保持心情愉快、平静,这样才能保证乳汁的正常分泌。

（3）饮食要富于营养，多喝些鸡汤、鱼汤、排骨汤、鲫鱼汤或猪蹄汤；口服多种维生素。

责任编辑：郭燕春

图书在版编目（CIP）数据

催乳师培训教材 / 陈帖主编. — 北京 ： 旅游教育
出版社，2015.12 （2017.11）
SEP现代服务业人员就业能力提升项目系列教材. 母
乳喂养指导实训教程
ISBN 978-7-5637-3296-8

Ⅰ. ①催⋯ Ⅱ. ①陈⋯ Ⅲ. ①催乳-技术培训-教材
Ⅳ. ①R271.43

中国版本图书馆CIP数据核字(2015)第312796号

SEP 现代服务业人员就业能力提升项目系列教材

催乳师培训教材

母乳喂养指导实训教程

陈帖　主编

出版单位	北京旅游教育出版社有限责任公司
地　　址	北京市朝阳区定福庄南里 1 号
邮　　编	100024
发行电话	（010）65778403　65728372　65767462（传真）
本社网址	www.tepcb.com
E - mail	tepfx@163.com
排版单位	北京旅教文化传播有限公司
印刷单位	北京艺堂印刷有限公司
经销单位	新华书店
开　　本	720毫米×1000毫米　1/16
印　　张	15
字　　数	174 千字
版　　次	2015 年 12 月第 1 版
印　　次	2017 年 11 月第 4 次印刷
定　　价	32.00 元

（图书如有装订差错请与发行部联系）